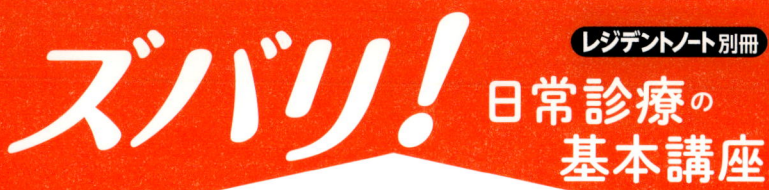

レジデントノート別冊

ズバリ！日常診療の基本講座

① 本当に知りたかった 日常診療のコツ

医療面接・診察・検査のあれこれを教えます

編集　奈良信雄

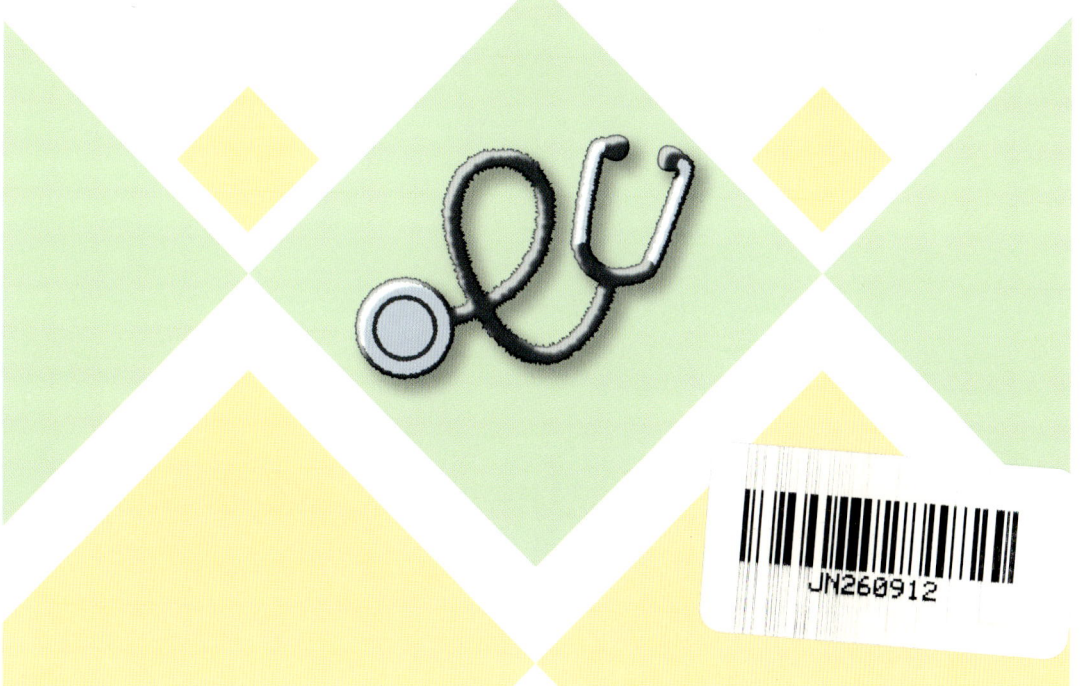

羊土社
YODOSHA

謹告

　本書に記載されている診断法・治療法に関しては，発行時点における最新の情報に基づき，正確を期するよう，著者ならびに出版社はそれぞれ最善の努力を払っております．しかし，医学，医療の進歩により，記載された内容が正確かつ完全ではなくなる場合もございます．

　したがって，実際の診断法・治療法で，熟知していない，あるいは汎用されていない新薬をはじめとする医薬品の使用，検査の実施および判読にあたっては，まず医薬品添付文書や機器および試薬の説明書で確認され，また診療技術に関しては十分考慮されたうえで，常に細心の注意を払われるようお願いいたします．

　本書記載の診断法・治療法・医薬品・検査法・疾患への適応などが，その後の医学研究ならびに医療の進歩により本書発行後に変更された場合，その診断法・治療法・医薬品・検査法・疾患への適応などによる不測の事故に対して，著者ならびに出版社はその責を負いかねますのでご了承ください．

序

　医学部を卒業し，医師国家試験に合格すれば，いよいよ臨床研修医としてのスタートです．期待と不安交々かもしれません．そんなとき，役に立つ書籍として，本書を企画することにしました．

　本編では，医師として知っておかなければならない「医療面接・身体診察」，「検査」，「書類作成」，「医療保険制度」のうち，特に重要な項目に焦点を当ててわかりやすく記載しました．学びに対するアラカルトもあります．

　これらはいずれも医学部の臨床実習で学んだ事柄でしょう．しかし，いざ自身が責任をもって行うとなると，学生時代とは立場が異なり，一層の注意が必要になります．

　もちろん指導医に逐一相談することはできます．ですが，すべてを教わるのではなく，自ら学習し，疑問があれば指導医に相談する方がより能率的かつ効果的です．

　本書は2004年から2013年にわたって「レジデントノート」誌に連載された記事の一部を抜粋し，単行本用に加筆修正したものです．もちろん医学・医療の進歩にあわせ，最新の情報を盛り込んでいます．

　ぜひ臨床研修医の皆さんは本書をご活用いただき，臨床研修に励み，臨床能力に長けた医師として医療に貢献して下さい．また医学生，指導医の皆さんにも，ご利用いただければと思います．

　本書の企画，編集にご協力いただいた各執筆者，羊土者編集部に深謝します．

2014年　桜咲く頃

奈良信雄

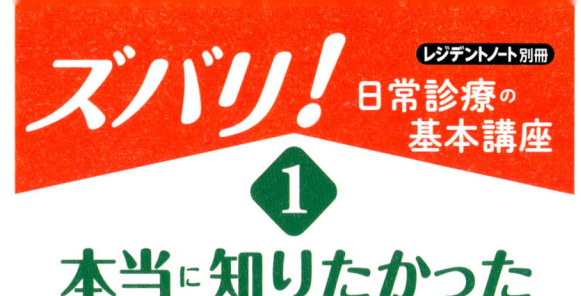
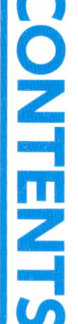
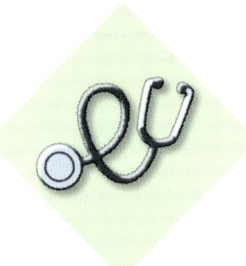

序 .... 奈良信雄

医療面接・身体診察のあれこれ

その1　医療面接の大ヒント　～5つの武器を使いこなせ！ .... 室林　治，名郷直樹　10
- 医療面接の心得
- 医療面接の5つの武器
- こんな場面で困ったら
- さらにスキルアップするために

その2　鑑別を考えながらの医療面接のコツ .... 西垂水和隆　17
- 患者は語っている
- 主訴だけ，病歴だけでとりあえず診断名をあげてみる
- まずはコミュニケーション…聞く，聴く，効く
- 患者の主訴で予想する
- 症状の組み合わせで考える．どれをはずすか？
- 発症様式，拡がり，順番，経過
- 状況や頻度も鑑別をあげるときに必ず考える
- 病歴の感度・特異度
- システムレビュー
- 解釈モデル
- 疾患の特徴をよくつかむこと
- 病歴でしか診断できない疾患も多い
- 効率よく医療面接するためには
- 医療面接能力を上げるためには

その3　鑑別を考えながらの身体診察のコツ .... 西垂水和隆　23
- 医療面接であたりをつけて，身体診察で確定する
- 目的をもって身体所見をとる
- 身体所見の感度・特異度を知る
- 原則は守る
- 工夫して身体所見をとる
- 五感をすべて研ぎすまして…さらに第六感まで
- 見たことのない所見はとれない
- まずは見た目

- バイタルサイン
- 効率よく身体所見をとるためには
- 身体診察能力を上げるためには

その4　目的のある身体診察と，道具選びのアドバイス
～のどの診察を例に ………………………………………… 大橋博樹，山下大輔　28
- のどの診察をやってみよう！
- 診察道具は強い味方

その5　一歩進んだ触診のコツ　～きらりと光る身体診察を身につけよう …… 濱口杉大　36
- 触診の役割
- 頭頸部の触診～長引く風邪の患者を診るうえで
- 胸部の触診～心疾患を診るうえで
- 腹部の触診～腹痛患者を診るうえで

その6　神経学的診察のしかた
～誰もが苦手な眼底と深部腱反射のとりかた …………………………… 鈴木富雄　45
- こうすれば必ず見える！ 眼底の見方
- 正しい深部腱反射の出し方

その7　神経学的所見7つのポイント ……………………………………… 清水貴子　54
- 神経所見7つのポイント

その8　眼の診察で診断力をUPしよう　～眼は口ほどに物を言う ………… 松村理司　60
- 症例①：両側眼球・眼瞼結膜の充血（点状出血）
- 症例②：片眼のみの瞳孔散大・対光反射消失・眼球結膜充血・角膜浮腫（混濁）
- 症例③：両側眼瞼結膜の点状出血

その9　カッコよく耳鏡を使ってみよう …………………………………… 土田晋也　65
- 小児科外来において中耳炎は風邪に次ぐcommon disease
- 日本の一般医も耳鏡をもっと活用しましょう
- 耳垢・耳漏処置に必要な器具と手技
- 耳鏡の使い方と鼓膜所見のとり方
- 急性中耳炎と診断したときのトリアージ

その10　患者さんの問題点を見極めよう！　～Gから始まるABC！ ……… 濱田久之　71
- 問題点の問題点
- 作業の流れ
- 問題点を抽出する際のポイント

検査のあれこれ

その11　診療をスムーズに進める検査の依頼のしかた
～システムの把握から始めよう ……………………………………… 下　正宗　79
- 検査の種類と専門医
- 検査部門の構成と検査の依頼のしかた
- 検査計画の立て方
- 検査依頼の例
- 検査値の見かた

その12 もう悩まない 血液ガス分析①
~解釈のステップを身につけよう ……………………………… 北川 渡, 今井裕一 85
- 大前提として，理解しておくべきこと
- 今すぐ頭に叩き込んでおくべき事項・基準値
- 白衣のポケットのノートに書き留めておく事項
- 症例で考えよう―胸が苦しい3人の患者さん

その13 もう悩まない 血液ガス分析②
~代償機構の評価をして，患者の急変を予防しよう ………… 北川 渡, 今井裕一 95
- 代謝性アシドーシス・代謝性アルカローシスでの呼吸性代償
- 呼吸性アシドーシス・呼吸性アルカローシスでの代謝性代償
- 症例で考えよう
- さらに次のステップへ進もう

書類の書き方あれこれ

その14 めざせ！ 簡潔明瞭な診療録
~アセスメント＆プランを上手に記載するためのエッセンス ………… 堀之内秀仁 104
- 良い診療録とは？
- 診療録記載についての教育
- 診療録記載の際の具体的注意点
- アセスメントとプラン記載のエッセンス
- 電子診療録時代の診療録記載

その15 適切で役立つ診療録を書けるようになろう
………………………………………………… 水野 篤, 山口典宏, 徳田安春 111
- Part1. 診療録の意味とは？
- Part2. 診療録は時系列に沿って記載するのが基本
- Part3. 主観的所見と客観的所見を混ぜるな！！
- Part4. 客観的所見とアセスメントを混ぜるな！！
- Part5. アセスメントの面白さとClnical Pearls

その16 今すぐ覚えたい 入院証明書を書くときの注意 ………… 奈良信雄 119
- どんなときに書類を作成するか
- 書類の作成の実際

その17 今すぐ覚えたい 意見書を書くときの注意 …………………… 奈良信雄 123
- どんなときに書類を作成するか
- 書類の作成の実際

その18 今すぐ覚えたい 死亡診断書を書くときの注意 ……………… 奈良信雄 128
- どんなときに死亡診断書を作成するか
- 書類の作成の実際

その19 間違わずに処方を書く方法 ………………………… 蓮井謙一, 川崎寛一 133
- まず，くすりを知ろう！
- 目的に適した剤形を！
- ハイリスク薬を知っておこう
- トラブルへの対応法を知っておこう
- 商品名の間違いに気をつけよう

| その20 | 退院サマリーの書き方 ……………………………………… 吉田 伸，本田宜久 139
- サマリーは何のために書くのか？
- サマリーに必要な情報とは？
- うまく文献考察をするためには？
- 認定内科医に必要なサマリーの記述形式は？
- すばやくサマリーを書くには？

医療保険制度のあれこれ

| その21 | 研修医が知っておきたい
介護保険の知識と主治医意見書を書く際の注意 ………… 北村 大 145
- 介護保険とは？
- 患者さんが介護認定を受けるまでの流れ
- 介護サービスにはどういうものがある？
- 主治医意見書の書き方

| その22 | 研修医のための 知っておきたい医療制度のはなし ……………… 金井伸行 152
- 日本の医療保険制度はすばらしい！
- 医療保険制度Q＆A
- 診療報酬制度Q＆A

"学び"に役立つあれこれ

| その23 | 実は簡単！オッズとLR ……………………………………………… 井村 洋 159
- オッズを理解しよう
- 診断におけるオッズ
- 感度・特異度とLR
- オッズとLRから得られるものは

| その24 | 目指せ！ 文献活用の達人
～医師の頭脳を優れた文献サーチエンジンに変えるためのステップ …… 清田雅智 166
- イシアタマにたたき込め！ ①情報を調べる手順
- イシアタマにたたき込め！ ②英文のキーワードを知る
- イシアタマにたたき込め！ ③文献検索は上手よりも熱意

| その25 | ポートフォリオを通じた自己学習のすすめ ……………………… 菅野哲也 173
- 研修医教育におけるポートフォリオとは？
- ポートフォリオ発表会の様子から～自己学習の視点を学ぼう
- 自分を振り返るポートフォリオ
- ネット時代のe-ポートフォリオ～日々の記録の残しかた
- ポートフォリオのその後

索 引 ………………………………………………………………………………… 179
2巻，3巻のご案内 ………………………………………………………………… 181

執筆者一覧

■ 編　集

奈良信雄	Nobuo Nara	東京医科歯科大学 医歯学教育システム研究センター長／ （兼）大学院医歯学総合研究科 臨床検査医学分野 教授

■ 執筆者（掲載順）

室林　治	Osamu Murobayashi	南砺家庭・地域医療センター長
名郷直樹	Naoki Nago	武蔵国分寺公園クリニック
西垂水和隆	Kazutaka Nishitarumizu	今村病院分院 救急・総合内科
大橋博樹	Hiroki Ohashi	多摩ファミリークリニック
山下大輔	Daisuke Yamashita	米国オレゴン健康科学大学
濱口杉大	Sugihiro Hamaguchi	江別市立病院 総合内科／ 長崎大学熱帯医学研究所 臨床感染症学分野大学院
鈴木富雄	Tomio Suzuki	名古屋大学医学部附属病院 総合診療科
清水貴子	Takako Shimizu	聖隷浜松病院 人材育成センター
松村理司	Tadashi Matsumura	洛和会ヘルスケアシステム 総長
土田晋也	Shinya Tsuchida	つちだ小児科
濱田久之	Hisayuki Hamada	長崎大学病院 医療教育開発センター 内科医・医学教育
下　正宗	Masamune Shimo	東京民主医療機関連合会 東京勤労者医療会 東葛病院 検査診断科
北川　渡	Wataru Kitagawa	愛知医科大学 腎臓・リウマチ膠原病内科／総合診療科（兼務）講師
今井裕一	Hirokazu Imai	愛知医科大学 腎臓・リウマチ膠原病内科 教授
堀之内秀仁	Hidehito Horinouchi	国立がん研究センター中央病院 呼吸器内科 医長
水野　篤	Atsushi Mizuno	聖路加国際病院 内科
山口典宏	Norihiro Yamaguchi	Beth Israel Medical Center/Mount Sinai Icahn School of Medicine 内科
徳田安春	Yasuharu Tokuda	筑波大学附属水戸地域医療教育センター 水戸協同病院 総合診療科
奈良信雄	Nobuo Nara	東京医科歯科大学 医歯学教育システム研究センター長／ （兼）大学院医歯学総合研究科 臨床検査医学分野 教授
蓮井謙一	Kenichi Hasui	東京都立大塚病院 薬剤科
川崎寛一	Kanichi Kawasaki	東京都保健医療公社 東部地域病院 薬剤科長
吉田　伸	Shin Yoshida	飯塚病院 総合診療科／ 飯塚・頴田家庭医療プログラム 臨床教育部長
本田宜久	Yoshihisa Honda	医療法人博愛会頴田病院 院長
北村　大	Masaru Kitamura	三重大学医学部附属病院 総合診療科
金井伸行	Nobuyuki Kanai	医療法人社団 淀さんせん会 金井病院 理事長
井村　洋	Hiroshi Imura	飯塚病院 総合診療科
清田雅智	Masatomo Kiyota	飯塚病院 総合診療科
菅野哲也	Tetsuya Kanno	荒川生協診療所

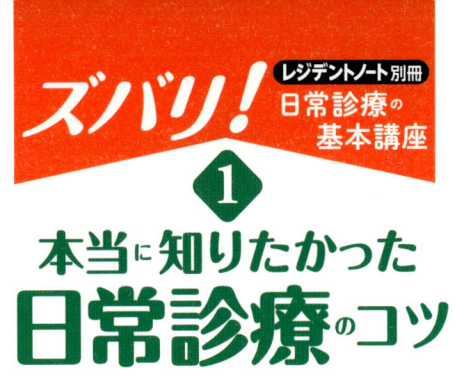

ズバリ！ レジデントノート別冊
日常診療の基本講座

① 本当に知りたかった
日常診療のコツ

医療面接・診察・検査のあれこれを教えます

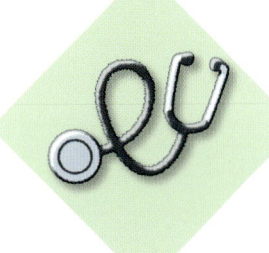

医療面接・身体診察のあれこれ

その1 医療面接の大ヒント
～5つの武器を使いこなせ！

室林 治, 名郷直樹

- Slow, But Steady！（ゆっくり, しかし確実に！あせることはない）
- 医療面接はスキルの1つ！
- 5つの武器（開かれた質問, 解釈モデル, ドアノブコメント, 沈黙, 質問返し）を使いこなそう.

● はじめに

　医療面接の際，過不足なく情報を収集し，適切に診断・治療に結びつけたい．そして患者さんからの信頼も獲得したい．しかし，何を聞いたらいいのかわからなくなってしまったり，焦って頭が真っ白になってしまったりしたことは誰しも経験があるだろう．医療面接は診療を行ううえで重要なスキルの一つだ．まずは5つの武器を使ってみよう．最初はゆっくりでもいい．訓練することで確実に上達するので，焦らずやってみよう．

● 医療面接の心得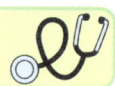

言葉

　言葉づかいを振り返ってみよう．自分はどのような言葉を使って患者さんに接しているのか考えてみよう．

- 言葉づかいは医療面接スキルの一部である．敬語を正しく使うことができればいいが，普段話し慣れない敬語を無理して使って，かえって相手に不快な思いをさせるかもしれない．相手に不快な思いをさせない丁寧な言葉づかいを心がけることが重要である．患者の年齢，性別，訴えによってあからさまに言葉づかいを変えることなく，日ごろから丁寧な話し方を心がけたい
- 声の大きさ，スピード，語調にも注意しよう．普段声の大きい私は，なるべく小さな声で話すように心がけている

態度

　自分の診療における態度を振り返ってみよう．非言語的コミュニケーションは医療面接

において大きな部分を占めている．とりあえずは以下の点に注意してみよう．

- 最初の1分は患者さんに（One minute for a patient）
  - 最初の1分はペン，キーボードに触れない
  - 患者さんに視線を向ける（目線は必要に応じて合わせるようにしよう．見つめっぱなしはお互いにつらい．目線を全く合わせないのはちょっとさびしい）．体の向きは真正面で向き合うより，斜めか横向きの方がお互い圧迫感が少ない
  - 腕を組んだり，足を組んだりしない．患者によっては，そうした動作を拒絶のサインと受け取るかもしれない

- 身なり
  - 髪型：寝グセはついていないだろうか？
  - 鼻毛：バカボンパパになっていないか？
  - 爪：伸びすぎていないだろうか？
  - 白衣の襟・袖元：黒くなっていないだろうか？

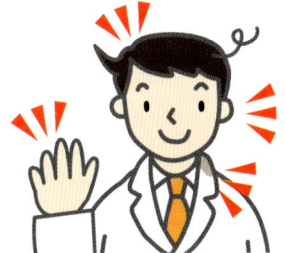

自己紹介

少し照れくさいかもしれないが，必ず自己紹介をしよう．自分が何者なのかはっきりと患者さんに伝えよう．その際に，患者さんが本人かどうか確認しよう．

> ●例　「研修医の○○です．○○さんでよろしいですか？」

敬　称

必ず患者さんは名前で呼ぼう．初対面の患者さんに「おじいちゃん」，「おばあちゃん」と呼びかけないようにしよう．

医療面接の5つの武器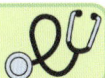

❶開かれた質問：最初は開かれた質問を！

開かれた質問とは患者さんが自由に答えられる質問．逆に閉じた質問とは「はい」，「いいえ」で答えられる質問だ．最初は開かれた質問で聞き，患者さんに自由に話してもらおう．徐々に閉じた質問に移行して疾患を絞り込んでいこう．忙しい外来診療でも，最初1分間は開かれた質問のみでやってみよう．

> ●例　医師：**今日はどうされましたか？**
> 　　　患者：昨日から，のどが痛くて….
> 　　　医師：**もう少し詳しく教えてください．**
> 　　　患者：食事をするとひどく痛むんです．

❷ 解釈モデル：LET'S HEAR で覚えよう

　解釈モデルは患者さんが自分の見方でみ，自分の言葉で表現し，自分の価値観で意味づけた，自分の病気についての考え方のことだ．解釈モデルを上手に聞くことができれば，診断，治療の点で重要なヒントが得られるかもしれない．患者さんにとって，最も重要な問題，心配なことが何なのかを知ることができる．

　次のように聞いてみよう．

● LET'S HEAR

Label	あなたが抱えている悩みを自分では何と呼んでいますか？
Etiology	悩みの原因は何だと思いますか？
Timing	なぜそのときに悩みが始まったのだと思いますか？
Severity	病気はどのくらい重いですか？ すぐ治りそうですか？ 長引きそうですか？
History	病気になって，何か変わったことはありますか？ どんなふうにですか？
Effect	病気のことで一番気がかりなことはどんなことですか？
Affect	病気になって困っていることはどんなことですか？
Rx	どんな治療を受けたらよいと思いますか？ その治療でどんな結果になるのを望んでいますか？

●例　患者：夜になるといつも頭が痛くなるのです．
　　　医師：**自分では何が原因だと思いますか？**
　　　　　　何か心配な病気がおありですか？

❸ ドアノブコメント：患者さんが部屋を出るまで気を抜くな！
　　　　　　　　　　　（出てからも気を抜くな）

　診察終了後に患者さんから持ち出される問題ほど，医師を疲れさせるものはないだろう．しかし，これが患者さんにとっては最も重要なことだったりするから厄介だ．診察が一通り終了したところで，「聞き忘れたこと，言い忘れたことはないですか？」と必ず患者さんに聞くようにしよう．

●例　医師：これで今日の診察は終わりです．薬も必要ないと思います．ほかに**何か気になっていることや聞いておきたいことはないですか？**
　　　患者：本当に薬を飲まなくてもいいのでしょうか？

❹ 沈黙：沈黙を恐れるな！ 黄金の17秒！

　診察の最中，患者，医師ともに言葉に詰まることがある．非常に気まずい感じがするかもしれないが，実はこの沈黙がチャンスなのである．沈黙の後，受診した本当の理由，心配に思っていることを話す患者さんが多い．沈黙は，患者さんが言いにくいことを話し出す重要なきっかけなのだ．沈黙は患者さんに破ってもらおう．多くの人は17秒以上沈黙には耐えられない．患者さんが口火を切るまで，17秒はじっくり腰をすえて待つことが重要

だ．「黄金の17秒」である．ひたすら黙って待つのがしんどいのであれば，「何でも話していただいて結構です」，「どうぞお続けください」，などと促しだけをするのも1つの方法である．

> ●例　医師：ほかに思い当たる原因はありますか？
> 　　　患者：・・・・・・・・・・・・・
> 　　　医師：・・・・・・・・・・・・・（…9, 10, 11, 12…）
> 　　　患者：**ちょっと言いにくいことなんですが…．**

❺質問返し：聞かれたら聞き返せ！

　患者さんにわからないことや思いもよらないことを聞かれるのは非常にストレスだ．それに加えて医師は常に患者さんの質問に答えなければならないと思いがちでもあるが，ここで見方を少し変えてみよう．患者さんに聞かれたときこそチャンスだ．次のようにやってみよう．

> ●例　患者：先生，どうして手がしびれるの？
> 　　　医師：○○さんはどうしてだと思いますか？ 何か思い当たることはないですか？
> 　　　患者：10年前の交通事故が関係あるということがあるでしょうか？

　患者が質問する場合，自分なりの答えをもっていることがある．それを引き出さないうちに説明を始めても，患者はうわの空かもしれない．上の患者で言えば，交通事故との関連を引き出さずにどんな説明を始めても，患者がそうした説明を受け入れるのは難しいだろう．このように質問に対して質問で聞き返すことで，重要な情報や患者の解釈モデルなどを聞き出すことができるかもしれない．

● こんな場面で困ったら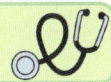

❶ 聞き忘れた

　聞き忘れを避けるためには，どのようにしたらいいだろうか？ 症状について，自分なりの質問順序を決めておくといいだろう．以下に例をあげておくので，参考にしてほしい．

❷ 時間が足りない

　1回の医療面接において，あなたはどれほど話しているだろうか？ ほとんどの時間患者さんがしゃべっているように思いがちだが，結構医師がしゃべっていたりする．また，質問の順序はどうだろうか？ いきなり閉じた質問から始めていないだろうか？ 開かれた質問で大まかにスクリーニングし，閉じた質問で絞り込む方が，時間がかかるようにみえて実は効率がいい．症状について聞くべきことが整理できているだろうか？ あれも，これも

と聞くのではなく，OFT，OPQRSTなど自分が覚えやすく，使いやすい方法で整理して質問してみよう．

● OPQRST

Onset of symptom	症状の始まり方．突然か徐々にか
Palliative or **P**rovocative factors	寛解・増悪因子と誘因．食事，排便，体動，月経などとの関係
Quality of symptom（pain）	症状（痛み）の性質，鈍いか鋭いか
Region/**R**adiation	場所，放散痛
Severity/associated **s**ymptoms	強さ，随伴症状（嘔気嘔吐，下痢便秘，吐下血，悪寒発熱など）
Time or temporal relationship	時間経過，持続的か間歇的か，増悪or緩解してきているか

● OFT

Onset	突然発症かどうか
First episode	今までにない症状かどうか
Time course	増悪傾向にあるかどうか

❸ 質問されたらどうしよう

質問はどんどんしてもらおう．何でも話せる雰囲気が重要なのだ．聞かれたら質問返しで聞き返してみよう．すべての質問に適切に答えるのは，上級医でも難しい．わからないことは，誠実に「わからない」と言えるようになろう．

❹ もっと，きとんと説明したい

患者さんにきちんと説明したいという気持ちは大事だ．しかし，説明する際には以下の点に気をつけてほしい．

- 自分の説明の前に，患者自身の説明を十分引き出す
- 専門用語を避け，例えを使うなどしてわかりやすく
- 誰のための説明なのかを常に意識する
- ゆっくりと話す．ときどき「ここまでで，わからないことはないですか？」などと，相手の反応をみながら説明をしよう
- 医学的には正しくないからといって，患者さんの意見を安易に退けないようにしよう（医学的には重要でなくても，患者さんの解釈モデルとして重要である）

❺ 解釈モデルを聞けば聞くほど収拾がつかなくなる…

限られた時間のなかで，多彩な問題をすべて解決するのは難しい．区切りのいいところで，いったん問題点を整理し，患者さんと一緒に優先順位をつけてみよう．その日のうちに解決できそうもなければ再診の予約をし，次回あるいは次々回に対処するなど時間をかけて解決していこう．

❻ 患者さんの立場になって考えられない…

医療面接はあくまでもスキルであって，人格者になる方法ではない（もちろん人格者であれば言うことはないが…）．どんなにがんばっても患者さんの立場になることはできない．あくまで，自分のなかで「自分が患者さんの立場だったら…」と想像するしかない．

想像する際には，患者さんからの情報が少しでも多いほうがいいだろう．上手に患者さんとラポール（協調，信頼）を構築してほしい．医療面接はそのためのスキルである．

❼ 自分の医療面接はこれで良いのだろうか？

どうしても自分の医療面接に自信がもてない人は，指導医の先生にフィードバックをお願いしよう．フィードバックがお願いしづらいときは患者さんに断ったうえで，自分の診療をビデオで撮影し，自分自身でフィードバックしてみよう．可能ならば，他の医師の診察をのぞいてみよう．

❽ 教科書を患者さんの前で開いてはいけないのか？

個人的には必ずしも，いけないとは思わない．知らないまま適当にごまかしてしまうよりは，その場で調べて対処する方がよっぽどましだと思う．

❾ 忙しすぎて，患者さんにやさしくなれない

もし，あなたの勤務が激務であれば，勇気をもって指導医の先生に相談してみよう．研修医の労働時間の長さが，患者の予後不良因子となっているとする研究もある（海外での研究だが）．長く，休みなく働けばいいというものではない．自分の体調，感情に注意を払ってこそ，いい研修ができるものと私は信じたい．

❿ 患者さんが話してくれない

こんなときこそ，黄金の17秒を．それでも話をしてくれない患者さんに対しては，あせらずに次の診察の際に聞いてみてもいいだろう．もしかしたら，その患者さんは抑うつなのかもしれない．あわてずに対処することもまた必要である．

● さらにスキルアップするために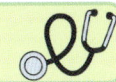

❶ 診察室に入る前にしておくこと

自分の周辺をきちんとしておく．2つの意味がある．
- 診察室の机や部屋を片付けておく（自分の身なりの一部）
- 自分自身の仕事，私生活などは良くも悪くも診察に反映する．自分自身の体調，心理状態などにも注意を払って，はじめて患者さんを診療できると思う

❷ 指導医からのフィードバック

フィードバックはフィードバックをする側，される側，双方にそれなりのスキルが必要になると思われる．指導医に必要とされるスキルは「後輩へのフィードバック」のところを参照いただきたい．フィードバックされる側のスキルとして以下のものをあげておきたい．
- とりあえず最後まで話を聞く
- 指導医の方を向いて聞く
- 感謝の気持ちを忘れずに

❸ 後輩へのフィードバック

フィードバックする側のスキルとして，以下のものをあげておく．患者さんとの医療面接によく似ている（というか全く一緒）．

- 最初は開かれた質問で後輩の考え，気持ちを十分聞こう
- 後輩が詰まったら，17秒待つこと
- 批判のサンドイッチ：批判をどうしてもしたいときは，誰にとってその批判が必要なのかをまず考えること．どうしても批判する際には，必ず最初に「ほめる」こと．そして「批判」し，最後に再びよい点を「ほめる」．これを批判のサンドイッチと呼ぶ
- 変えることができることについて，フィードバックしよう（「だから，1年目はダメなんだ」といったところで，1年目の研修医という事実はすぐに変えることはできない）
- とりあえず最後まで話を聞く
- すぐに自分の見解，知識などを述べない（後輩の学び，気付きを促そう）
- 5 micro-skills

　　*以上のスキルを総合すると5つのスキルにまとめることができる．

・考えを聞く	：「君はどう思う？」
・その理由を聞く	：「どうして，そう思う？」
・ほめる	：「いい所に気がついたね」
・一般論を説明する	：「教科書的（一般的）には○○だね」
・問題点，改善点を指摘する	：「それでは，この点について一緒に調べてみよう」
	：「次からは△△のようにしてみてはどうだろうか」

● おわりに

医療面接は訓練することで身につけることができるスキルだ．場数を踏んで上達していくのだが，診療の合間に，同僚の研修医同士でロールプレイを行うなどして，練習できれば最高にいいだろう．その際，上手にフィードバックを受けたり，与えたりすることができれば，君はもうスーパー研修医だ（と思う）．

文献・参考文献

1)「メディカルインタビュー 第2版」（飯島克巳, 佐々木將人／訳），メディカル・サイエンス・インターナショナル, 2003
2)「外来でのコミュニケーション技法―診療に生かしたい問診・面接のコツ」（飯島克巳／著），日本医事新報社, 2006
3)「医療現場のコミュニケーション」（箕輪良行, 佐藤純一／著），医学書院, 1999

Profile

室林 治（Osamu Murobayashi）
南砺家庭・地域医療センター長
診療所で，研修医の先生方と一緒に勉強しています．

名郷直樹（Naoki Nago）
武蔵国分寺公園クリニック
読者へのメッセージ：これらの武器を使って診療しています．見学歓迎します．

医療面接・身体診察のあれこれ

その2 鑑別を考えながらの医療面接のコツ

西垂水和隆

- 医療面接だけで疾患の7割が診断可能，を心がける．
- 身体診察の前，検査提出前には鑑別診断をあげる癖をつける．
- 発症様式や経過がその疾患で説明できるか考える．

● はじめに

　医療面接と身体所見の基本について本項と次項の2回に分けて述べる．本項では医療面接のコツについて解説するが，ぜひ毎回の医療面接に興味をもってとり組んでほしい．

● 患者は語っている

症　例

　70代の男性が不明熱で紹介となった．3カ月前に前立腺の手術を受け，退院1週間後に発熱して再入院．尿路感染の診断で抗菌薬使用するも，解熱今ひとつ．とりあえず帰宅となるが再び発熱し，腰痛も出現．大学病院を含む2カ所の整形外科を受診し，MRIにて脊柱管狭窄症の診断で，NSAIDsを投与された．この間も各種抗菌薬を使用するも，炎症反応が持続するという．

　話を聞くと，「腰が痛くてすっかり歩けなくなった．腰が痛いなんて入院前はなかったのに」と腰痛の話しかしない．身体所見ではL4，5だけでなく，Th12あたりにも圧痛があり湿布を貼っている．大学病院で精査されているとはいえ，患者の訴えは明らかに増悪する腰痛である．しかも背中を診察されたのは初めてだと．同日Th12の化膿性脊椎炎の診断となった．

　医療面接の重要性は絶対に研修医時代に認識してほしい．**医療面接だけで疾患の7割は診断可能**といわれる．その割合は，個人の能力で違うだろうが，医療面接が診断に大きく寄与したという症例には多く出会えるだろう．画像診断や血液検査が豊富にある現代では，病歴に頼らなくても診断できるように思いがちだが，かえって遠回りをしていることが多い．

　病歴をとる目的は診断のためであり，積極的に患者からその手がかりを引き出す行為で

ある．上記の不明熱ケースでは熱源となりそうな情報を聞き出すべく問診をとるべきだが，患者はずっと答えを語り，病変部位を湿布で教えていた．聞く方（医者）に熱源と結びつける考えがなかったのである．

● 主訴だけ，病歴だけでとりあえず診断名をあげてみる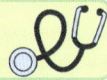

初診を診た研修医が，「とりあえず採血とX線を出しています」と言うが，鑑別が全くあがっておらず，データをみてから考えようという姿勢である．

これではいつまでたってもskillは向上しない．**身体診察前，検査提出前に鑑別診断をあげる癖をつける**ようにすれば，おのずと医療面接のskillは磨かれ，診断能力は向上していくはずである．医療面接の段階で帯状疱疹を疑わなければ皮疹を見逃すし，肝性脳症を疑わなければアンモニアをオーダーしない．**病歴の時点で疑わない疾患を診断することは困難**であり，この点からも医療面接に重点を置くべきである．

● まずはコミュニケーション…聞く，聴く，効く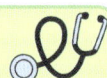

まずは何より患者さんとのコミュニケーションがとれるか？ということである．コミュニケーションがとれないと，医療面接自体うまくすすまない．大切なことは，**病歴を聞き出すだけでなく，同時に聴くという行為で患者・家族を癒す効果までもたせる**ことである．そこで初めて真の情報が得られるといっても過言ではない．最近の研修医をみると，学生時代にきちんとした医療面接法を学んでいるように感じる．自己紹介から始まり，open-ended question，促進，共感，closed question，要約というように行うが，さらなるskill upのためにぜひ参考文献[1]～[3]などを精読してほしい．

● 患者の主訴で予想する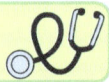

多くの病院で，初診患者への問診票があると思うが，私はここの「いつから，どのような症状がありますか？」という項目を非常に重要視している．まずここだけで鑑別診断をあげるようにしているのだが，たいてい1つはおもしろいことが書いてある．例えば，

「下腹がイタイ．微熱がある．ごはんはおいしい．靴が履けない」

というように，最後の文が意味不明でおもしろい．

最初の2文で腹部の炎症性疾患を考える．歩いてくる患者であがる鑑別としては，腸炎，虫垂炎，憩室炎あたりか？食事がとれるので，虫垂炎はやや落ちる．しかし，最後の文

は？ 神経疾患？…話を聞くと靴を履くときに痛くなるようだ．腹部以外？…身体所見では腹部には所見なし．靴を履く動作をしてもらうと…もっと下か？精巣上体炎であった．

● 症状の組み合わせで考える．どれをはずすか？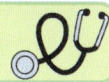

問診票でもう1つ．例えば，

> 75歳女性「発熱，嘔吐・下痢，腰痛，右下肢痛」

と書いてあった場合，どのように組み合わせるかで鑑別は変わる．

> 発熱と嘔吐・下痢 → 胃腸炎，虫垂炎，レジオネラ肺炎など
> 発熱と腰痛　　　 → 腎盂腎炎，脊椎感染症，インフルエンザなど
> 発熱と右下肢痛　 → 蜂窩織炎，関節炎など

というようにいくらでも鑑別があがる．しかしこの場合，右の下肢という**局所所見が含まれるものがまず最も大切**である．発熱時に腰痛はよく起こるし，悪寒戦慄時に嘔吐する例はよく経験する．発熱する胃腸炎の下痢は頻回であり，頻度が少なければ無視できるかもしれない．非特異的な症状にひっぱられすぎないようしたい．

● 発症様式，拡がり，順番，経過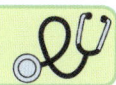

onsetと症状の局在から鑑別する表は，神経疾患で利用されるが，これもいろいろな状況で応用できるのでぜひ覚えてほしい．

表 ● onsetと症状の局在による鑑別疾患の考え方

発症様式 局在	突然 suddenly 秒単位 〜しているとき急に 〜しようとした瞬間	急性〜亜急性 acute-subacute 時間〜日単位 ゆうべから〜 2〜3日前から	慢性 chronic 週〜月単位 以前より 先月あたりから
局所性 focal	【血管・管性障害】 （詰まる，破裂，ひねる） （脳梗塞，卵巣捻転…） 【外傷性疾患】	【炎症性疾患】 （日に日に悪化） （肺炎，偽痛風…） 【外傷性疾患】	【腫瘍】 （日数の割に） （脳腫瘍…） 【外傷性疾患】
びまん性 diffuse	【血管・管性疾患】 （意識障害のSAH， ショックのAAA破裂） 【中毒・代謝性疾患】	【炎症性疾患】 （脳炎，血管炎…） 【中毒・代謝性疾患】	【変性疾患】 （アルツハイマー） 【中毒・代謝性疾患】

例えば，

> **症 例**
> 22歳女性．朝方睡眠中に突然の下腹部痛で目が覚めた．痛みは下腹部で，最初が激痛で，今は改善傾向だが，まだ痛む．嘔吐2回，下痢なし．

というケースの場合，onsetは突然であり，下腹部痛という局所性の症状であり，**表**の左上の状況になりうる．外傷もないことから，血管系の病気となるが，若年であるため詰まり系の可能性は低く，破裂系やひねり系となる．子宮外妊娠や卵巣嚢腫の破裂，捻転などが鑑別にあがるが，現在症状が回復中という経過からは，破裂の方が可能性が高い．convulsive syncope（失神に伴う痙攣）といわゆる痙攣の鑑別では，発作の前に顔面蒼白があるという順番が重要となる．

● 状況や頻度も鑑別をあげるときに必ず考える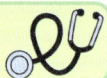

最近では生活習慣の多様化のため，必ずしもあてはまらないが，夜間に来院する患者の場合は，鑑別疾患の重症度のランクを上げて考えるようにする．ときに2週間前からの症状なのに夜中に受診する場合があり，なぜ今頃来るんだ！と憤慨してしまうケースもあるが，何らかの症状の悪化があったか，不安に感じさせた何かがあるため，逆に診断のヒントとなる．

疾患の頻度は一般外来，専門外来，救急外来，病棟など，状況により異なる．例えば脱力が主訴の場合，神経外来では，神経筋疾患が多いであろうが，一般外来や救急では，発熱（肺炎など）が最多である．

同じ主訴でも，年齢や性別の違いで当然鑑別が異なる（胸痛：若年…肋軟骨炎 中高年…虚血性心疾患）．

● 病歴の感度・特異度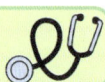

疾患を想定したときに，それを否定するための感度の高い（SnNout：**Sn**sitivityの良い検査は，結果が**N**egativeなときに，疾患をrule **out**できる）質問と，診断を確定する特異度の高い（SpPin：**Sp**ecificityの良い検査は，結果が**P**ositiveなときに，疾患をrule **in**できる）質問は覚えておいた方がよい．

例えば外来ベースでは，「歩行時にひびく頭痛」は髄膜炎にとって感度が高く，「一瞬の電撃的な後頭部痛」は後頭神経痛に特異度が高い．

JAMAのThe Rational Clinical Examinationシリーズが有名．

● システムレビュー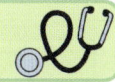

　　全症例に行うわけではなく，鑑別診断があがらない場合，あまりしゃべらない患者，診断がしぼりきれない場合などに行っている．診察をしながら行うと，早い．

● 解釈モデル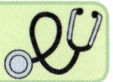

　　OSCEで，この質問項目がどれくらい重要視されているか知らないが，私にとっては非常に大切な診断技法である．**特に鑑別診断があがらない場合や，精神的要素を考える場合に，「自分では何が原因だと思っていますか？」と聞くことで，診断・解決に結びついたことは多い．**例えば，

　「背中が熱い」という男性．熱もないし，所見も何もなく，さっぱりわからない．本人に聞くと「便秘だと思うから下剤が欲しい」と．…確かに下剤で症状は改善した（理由は不明だが）．

● 疾患の特徴をよくつかむこと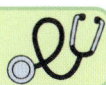

　　特に病気のナチュラルコースを覚えてほしいが，これはなかなかテキストには載っていないので，経験を重ねるしかない．例えば5日前からの咽頭痛では，化膿性扁桃腺炎は考えにくい（通常もっと早く受診する．一方で，伝染性単核球症などは経過が長い）．

● 病歴でしか診断できない疾患も多い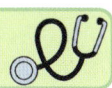

　　特に失神や片頭痛，狭心症，アレルギー疾患，痙攣などepisodicな疾患は病歴でしか診断できない．

● 効率よく医療面接するためには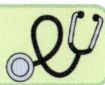

・主訴の段階で鑑別診断をあげて，ある程度あたりをつけて，医療面接をとる
・遠回りのようだが，やはりopen-ended questionで行う
・診察しながら医療面接する．腹部や神経所見は医療面接しながらの方が，緊張がとれてよい．システムレビューをとりながらでもよい
・症例を選ぶ．外来が多い場合などは，患者の希望を先にしてしまうことがよいこともある（喘息発作の治療，胃カメラ希望の患者など）

医療面接能力を上げるためには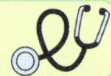

- 医療面接だけで診断してやるという気合いをもつ
- 指導医にプレゼンして,あれは聞いたか?これは聞いたか?と言われたことを,どうしてそう言われたかをよく考えるようにする
- ケースカンファレンスを,医療面接と身体所見のみで考えるようにする
- 年齢・性別・主訴を聞いた(見た)時点,身体所見をとる前,検査を出す前にそれぞれの時点で鑑別診断を考えるようにする
- Onset,局所症状の有無,経過を考えながら,頻度,重症度などを加味して考え,とりあえず1つは病名を考えてから検査を出すように癖をつける

おわりに

　医療面接で導きだした患者の一言で,診断に結びついたときの感動を,ぜひ経験してほしい.

参考文献

1)「外来でのコミュニケーション技法—診療に生かしたい問診・面接のコツ」(飯島克巳/著),日本医事新報社,2006
2)「外来での行動医療学—患者さんのライフスタイル改善を目指して」(飯島克巳/著),日本医事新報社,1997
3)「メディカルインタビュー 第2版—三つの役割軸モデルによるアプローチ」(Steren A. Cole/著,飯島克巳,佐々木將人/監訳),メディカル・サイエンス・インターナショナル,2003

Profile

西垂水和隆(Kazutaka Nishitarumizu)
今村病院分院 救急・総合内科
鹿児島で研修を予定されている方は,一度見学に来られてください.

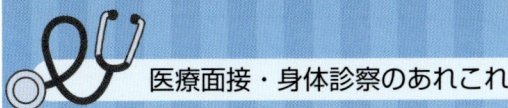

医療面接・身体診察のあれこれ

その3 鑑別を考えながらの身体診察のコツ

西垂水和隆

- 一般に医療面接は感度が高く，身体所見は特異度が高い．
- 鑑別疾患があってこその身体所見であり，漠然ととっても所見を見逃す．
- バイタルサインは症状よりも優先される．

● はじめに

　本項では身体診察について述べるが，詳しいとり方については，成書（参考文献）[1]〜[4]に譲ることとして，ここではコツのみ述べることとする．

● 医療面接であたりをつけて，身体診察で確定する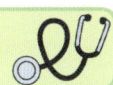

　前項の「鑑別を考えながらの医療面接のコツ」で述べたように，多くの場合，**身体診察は，医療面接で考えた鑑別診断を立証するための手段である**．例えば感冒症状後に治りかけていたと思っていたら，発熱，咳，膿性痰，寝汗が出現してきたという二峰性の病歴を聞いたときに，肺炎の可能性があがる．このときに身体所見で，片側肺の holo inspiratory crackle が聴取されれば，診断は確定する．

　ただし，この場合感度の低い身体所見よりも病歴の方が優先されるため，たとえ crackle が聴取されずとも，肺炎の診断となる．

● 目的をもって身体所見をとる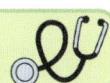

　身体所見をとるときは，目的がなければならない．上記のケースのように肺炎を確定するために，肺の聴診を行い，あるいは麻疹を診断するために，口腔粘膜を見るのである．**聴こうと思って聴かなければ，見ようと思って見なければ，見逃すのである**．そのため，**身体診察の前には鑑別診断があがっているべきであり，その鑑別疾患を除外したり，診断する目的で，身体診察を行うのである**．例えば若年男子の左下腹部痛の鑑別に精巣捻転をあげなければ，パンツを脱がさないだろう．

とはいえ主訴で鑑別が全くあがらない場合や，特定できない場合，本人の訴えが乏しい場合は，身体所見で何らかのヒントをみつけるべく，くまなく診察していく必要があるし，研修医時代は，トレーニングもかねて一通りの身体診察を行う必要があるだろう．

研修医が身体所見をきちんとくまなく記載しておくと，後々，瞳孔不同があったのか？とか足背動脈は触知できていたのか？などの問題が起こった場合に，解決できることがあり，重要である．

身体所見の感度・特異度を知る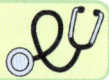

前項の「鑑別を考えながらの医療面接のコツ」でも感度の良い質問と，特異度の高い質問を覚えておくようにと述べたが，身体所見でも同じである．感度の低い所見は，いくつあっても診断は確定できないため，特異度の高い所見がない場合は検査に進むことになる．

医療面接と同様に，やはりJAMAのThe Rational Clinical Examinationシリーズが有名．以下にいくつか紹介しておく．

	否定的（感度）	確定的（特異度）
腹水	下腿浮腫がない（93％）	fluid wave（波動）あり（92％）
心不全	労作時呼吸苦なし（84％）	Ⅲ音あり（99％）
大動脈解離	胸痛なし（94％）	脈触れず，神経所見あり
肺炎	バイタル正常	egophony（ヤギ音）あり（97％）
脱水	口腔粘膜乾燥がない（85％）	腋窩がドライ（82％）

このシリーズでも述べられているように，単独の所見で診断がついたり，否定できたりするものは少ない．やはりいかに医療面接で鑑別診断がしぼれるかの方が，大切である．

原則は守る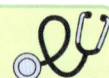

例えば腹痛の身体診察を行うときには，まず痛い部位を患者に尋ね，あるいは咳サインで誘発された痛みの部位より遠い場所から診察していくという原則がある．これは腹痛に限らず，疼痛疾患では何でも同じことが言えるのだが，痛い部位から診察すると患者は過剰に痛がるようになり，局在が広範囲になりやすく，診断を誤る．単なる肋骨痛なのに腹部エコーをオーダーしたり，虫垂炎などは指1本分だけの局在を示せるまで絞り込めることがほとんどであるのに，漠然と触診すると右下腹部痛の患者に全例CTを撮ることになってしまう．

視診，聴診，触診の順番を守るのも原則である．**先に触診してしまうとなかなか視診をしないものである．**

工夫して身体所見をとる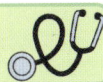

　寝たきりの高齢者などでの肺の聴診は，前胸部だけ聴いてもほとんど異常がない．昔の指導医はわざと患者の皮膚をつまんで，大きい呼吸をさせていた．ここまでせずとも皆で患者を座らせたり，側臥位にして背中から聴診すべきである．心膜摩擦音は前屈にして心臓を胸壁に近づける必要がある．表在の疾患か深部のものかわからないときは，つまんでみたり，介達痛を与えてみたりする．くすぐったがる患者では，患者自身の手を介して触診したりする．のどが見えない患者では，息を吸ってもらったり，吐くまねをしてもらったりなど，いろいろと工夫を凝らしてほしい．

五感をすべて研ぎすまして…さらに第六感まで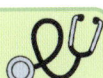

　代謝性疾患の匂い，高炭酸ガス血症での頭や手の熱感としっとり感，虚血性心疾患のじっとりした冷や汗，離脱症候群のソワソワした感じ，「苦しくない」と言いながら，鼻をふくらませたり，片手をベッドにつけて胸郭をのばそうとしている呼吸不全の患者，喘息のときの特徴的な咳，タール便の匂い…など．これらはテキストに記載して伝えにくいものだが，知っていると遠くにいる患者の診断さえすぐにできることがある．これらは看護師の方が詳しいこともあり，ベテランの意見をよく聞いて覚えていってほしい．

　いわゆる直感についても伝えにくいが，ベテランの医療者は多くの疾患のナチュラルコースを肌で感じており，そこからずれた違和感を感じとったときに，「何か違う」と思うのだろう．ベテラン看護師の意見，いつもみている介護者の訴えの多くは正しい．

見たことのない所見はとれない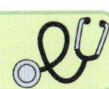

　コプリック斑，感染性心内膜炎の末梢サイン，副腎不全の色素沈着，TSS（toxic shock syndrome）の皮疹，乾癬の爪所見，閉鎖孔ヘルニアでのHowship-Romberg signなど頻度は稀だが診断的な所見はアトラスやテキストを一度見ておくとピンとくることがある．

まずは見た目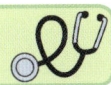

　身体所見をプレゼンテーションするときに，まずgeneral appearanceとして，見た目の状態を伝えるが，非常に感覚的なものであり，研修医時代にはなかなか難しい．ベテランになるほど，見た目だけで重症度や診断までわかるケースが増えていくのだが，それまではとにかく自分の印象を述べるしかない．とりあえず冷や汗，末梢の冷感，頻呼吸，顔色不良，意識レベル低下などがあれば，まずsickといえる．ぐったりしているけど結構

しゃべる人など判断に迷う場合は，そのまま表現すればよい．医者は患者の生理的反応，行動，言語などから情報を得ていく．この中で**最も診断的価値があるのは，患者自身が操作できない発汗や振戦などの非言語的で生理的なもの**であるため，見た目の情報は非常に大切である．

● バイタルサイン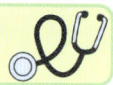

　バイタルサインは身体所見の1つである．特に症状を訴えることができない高齢者，精神疾患患者，頑固な患者などでは，唯一の手がかりとなることもある．なかでも呼吸数は最も状態を鋭敏に反映していると思う．よく「バイタルは問題ありません」というプレゼンを聞くが，呼吸数が抜けていたり，単に解釈が間違っているだけのことがある．例えばアルコール多飲後に意識障害で運ばれてきた若い男性で，血圧120/70 mmHg　脈拍90/分　呼吸数28/分　体温37.4℃という場合，呼吸数が妙に多い．ただの急性アルコール中毒だけでこの呼吸数になるだろうか？ 普通はもっと呼吸が抑制されないか？ この場合呼吸の深さも気になる．浅く早い呼吸なら嚥下性肺炎の合併は？ 深い呼吸ならアシドーシスの合併は？ 失調性の呼吸なら中枢性疾患は？ と考えたくなる．**状況によるバイタルサインの予測がある程度たつようにしたい．**

　何となく調子が悪そうというだけだが，いつもより血圧だけ高いと思ったら，脳梗塞であったり，脈圧が広いなと思ったら，高炭酸ガス血症だったり，妙に頻脈だなと思ったら，肺塞栓だったり，呼吸が深いと思ったらアシドーシスがあったりなどヒントになることは多い．

　当院の診療録のトリアージ用の印鑑は沖縄県立中部病院の救急室のものを完全にまねしている（図）．主訴とバイタル，年齢だけで鑑別診断をあげるための，すぐれたトレーニ

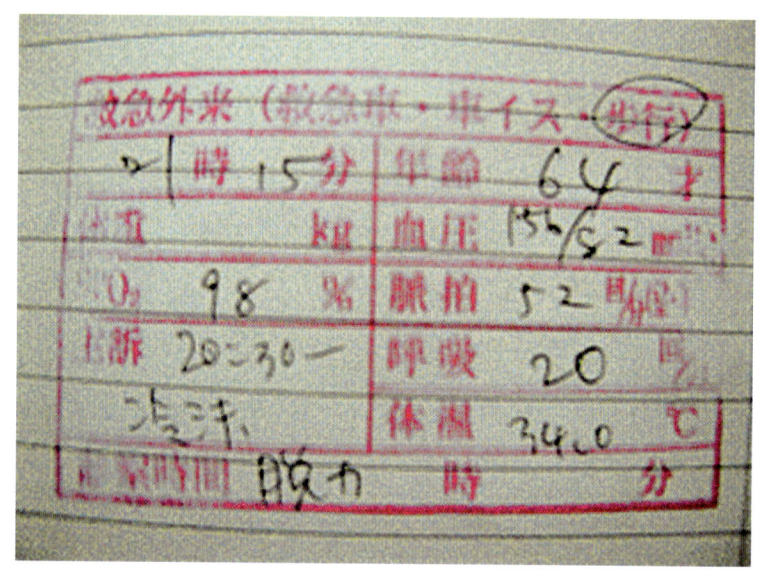

図　今村病院分院で用いられているトリアージ用の印鑑
「64歳男性が急な冷や汗と脱力で来院．冷や汗による低体温と，徐脈が気になる．下壁心筋梗塞に伴うブロックか？ しかし脱力は？ 消化管出血か？ でもショックじゃないし…低血糖であった」というように，この印鑑だけで鑑別をあげるようにトレーニングしている

グとなる印鑑である.

● 効率よく身体所見をとるためには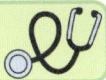

　とにかく医療面接のときに鑑別診断をあげ，それを否定するための感度の良い身体所見，確定するための特異度の高い身体所見をしぼってとること.

　医療面接で疑われない疾患に関する身体所見は，まずは省略してもよい．ただし，診断が確定できない場合や，訴えが十分にとれない場合などは，すべての所見をとっていく.

　例えば頭痛が主訴の場合に神経所見までとるかどうかだが，通常の会話ができて，歩行来院できる患者の場合，自覚症状が最も感度が高いため，自覚的に問題がなければとらない．しかし高齢者や，レッドフラッグサインがある患者の場合は神経所見をとるであろう.

● 身体診察能力を上げるためには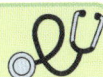

- 興味をもって診察する
- 指導医に所見を確認してもらう
- 指導医のラウンドについて，所見をとってもらう
- 主訴とバイタルサインだけで疾患を考えてみる
- アトラスも参考に

● おわりに

　身体診察だけがうまい医者というのはいない．医療面接が十分にできてこそ，いきてくるものである．この2つに自信がもてるようになれば，迷ったときには患者の話を聞き，所見をとり直せばよい.

参考文献

1) Mir MA：「Atlas of Clinical Diagnosis 2nd ed.」, W. B. Saunders Company, Philadelphia, 2003
2) McGee SR：「Evidence-Based Physical Diagnosis 2nd ed.」, W. B. Saunders Company, Philadelphia, 2007
3) Orient JM & Sapira JD：「Sapira's Art & Science of Bedside Diagnosis 2nd ed.」, Lippincott Williams & Wilkins, Philadelphia, 2000
4) 「追補 精神科診断面接のコツ」（神田橋條治/著），岩崎学術出版社，1995

Profile

西垂水和隆（Kazutaka Nishitarumizu）
今村病院分院 救急・総合内科
現場で身体を使って地元に貢献しながらでも研修はできます.

医療面接・身体診察のあれこれ

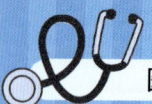

その4 目的のある身体診察と, 道具選びのアドバイス
〜のどの診察を例に

大橋博樹, 山下大輔

- 何のために身体診察を行うのか, まずは考える.
- 大切な所見を見逃さないためにも道具は重要な武器となる.

● はじめに

　みなさんは, 診断学やOSCEの実習などで, 身体診察における「形（かた）」を習ってきた. 数年前の研修医と比べると, その技術は格段に向上してきている. しかし, いくら「形」を習得しても, 目的もなく, ただ漫然と身体所見をとっているうちは, 診断の根拠となるような所見をとれるようにはならない. 忙しい臨床の現場において, それは無駄な時間を使うばかりか, 患者さんにとっても迷惑である. 今回は皆さんに**「何のための身体診察なのか？」**考えてもらうために, 症例を用いて解説していく. 文中にはややエビデンスから離れた表現もあるが, これからの心構えを伝えるという観点でお許しいただきたい.

● のどの診察をやってみよう！

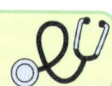

症例：19歳　男性　大学生
- 生来健康, 3日前からなんとなくのどが痛かったが, 忙しかったので様子をみていた. 昨日の朝から, 38℃台の発熱. 悪寒, だるさあり, のどの痛みも強く, 食べ物を飲むのがつらい. 水分はとれる. 咳はなし. 痰はほとんど出ない.
- 典型的なのど痛, 発熱の患者さんである.
- この患者さんの場合, 身体診察をする目的は何だろうか？

　のどが赤いかどうか診る？ そんなの赤いに決まってる. もし赤くなかったら, 解熱鎮痛薬は処方しない？ そんなことはないのである. ここで, 1つ問いかけてみたい. **そもそも, 何のためにのどを診るのだろうか？**「のどが痛いからのどを診る」こんな頭を使っていない身体診察では体を動かすだけの体操と同じではないか. では, のどを診る目的は？

筆者からの提案

　　この患者さんに抗菌薬を使う必要はあるだろうか？抗菌薬は細菌感染症に対して用いるもの．そもそも，このような咽頭炎が細菌感染によって引き起こされる割合はたった1〜2割程度．ほとんどがウイルス感染症であり，抗菌薬を必要としない．しかし，逆に考えれば，10人に1人の患者さんには抗菌薬を処方すれば，メリットがあるかもしれない．この，**10人に1人の患者さんをみつけ出すことが，私たちの仕事**なのである．

　　では，どうやってみつけるか？血液検査？全員に行うのは費用対効果から考えてもナンセンス．咽頭培養？結果が出る頃には治ってしまっているだろう（あなたの風邪は細菌感染が原因でした．抗菌薬出しておけばよかったですね，なんて後日談じゃ笑い話である）．
　　そこで，大切なのがのどの診察なのである！「10人に1人の細菌感染症患者をみつける」これを目的にして，これから診察を始めよう．

 のどの診察

❶ 咽頭炎 ?! 扁桃炎 ?!

　　まずはじめの質問「**咽頭炎と扁桃炎，どこが違うの？**」簡単そうな質問であるが，実際研修医たちに聞いてみると，これが結構難しい．どこが赤ければ咽頭炎か，扁桃炎か**図1**をみてしっかり頭に入れてほしい．こんな簡単なことでも意外と知らないのである（医学教育に問題があるのだが）．また，どのくらい赤ければ異常なのかも，はじめはわからないかもしれない．普段から，研修医同士でのどを見合っておくことも大切である．**図2**をみると，一見扁桃腺が腫れているようにみえるが，実はこのように見えて正常所見であることがある．もともと扁桃が大きい，アデノイドの所見である．このように，症状に似合わず両側の扁桃が腫大しているときは，患者さんに「もともと扁桃腺が大きいと言われたことはないですか？」とたずねてみよう．また，**子どもの診察において，アデノイドを指摘してあげることも重要**である．

❷ 知っておきたい所見 その1

　　さて，**図3**を見てほしい．この所見をみれば，抗菌薬の入ったポケットに思わず手を入れてしまいそうになるのだが，その所見とはどれだろう．

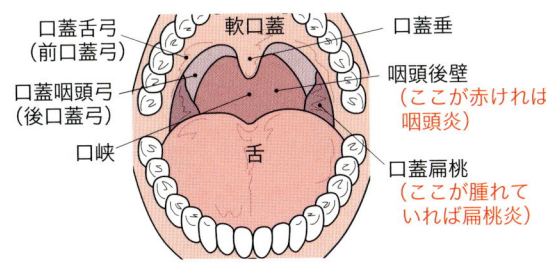

図1 ● 口腔内の診察

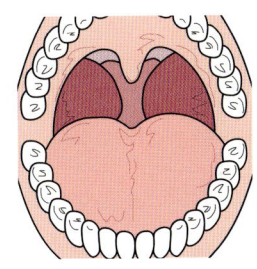

図2 ● 口蓋扁桃の生理的肥大

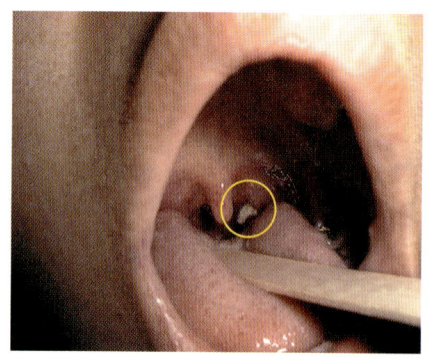
図3 ● 扁桃炎における白苔

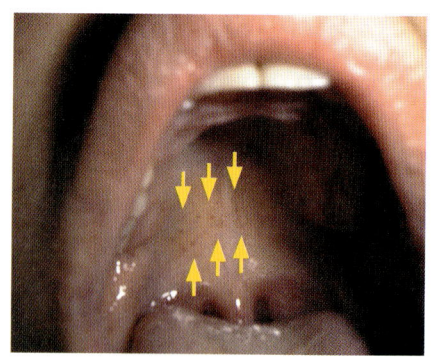
図4 ● 軟口蓋の点状出血

表 ● 細菌性扁桃炎と伝染性単核球症の共通点と相違点

細菌（溶連菌）感染による扁桃炎	伝染性単核球症
発　熱	
咽頭痛	
扁桃の腫脹	
白　苔	
前頸部リンパ節腫脹	後頸部リンパ節腫脹
右記の所見はみられない	肝・脾腫
	＊軟口蓋の点状出血

｝これらの所見に注目することが大切

＊特に軟口蓋の点状出血がみられたら伝染性単核球症である可能性が高い（特異度が高い）…図4参照

　扁桃に付着した白い付着物「白苔」である．**白苔は細菌感染を疑う重要な所見の1つであり，これは見逃してはいけない**．影に隠れていることもあるから，要注意である．

　「白苔をみつけたら，抗菌薬を処方」これは一見正しいように見えるが，これには大きな落とし穴がある．最初の症例を振り返ってみよう．19歳の男性，咽頭痛と発熱を主訴に来院．頸部リンパ節も触知し，のどを見ると扁桃に白苔が… いかにも細菌感染による扁桃炎が疑われ，抗菌薬（多くはA群β溶連菌なのでペニシリン系抗菌薬）を処方したくなる．しかしこのエピソードで，実は細菌感染症ではなく，"**誤ってペニシリン系抗菌薬の1つであるアンピシリン／アモキシシリンを処方すると，発疹が出てしまうので禁忌**"という私たちにとっては注意しなければならない病気がある．何という病気だろうか？

　伝染性単核球症である．伝染性単核球症は主にEBウイルスによる感染症で，咽頭痛や発熱を主訴に来院し，身体所見も細菌感染による扁桃炎と似ている部分が多い（表を参照）．

　似ているからといって，治療は全く違うので鑑別は重要であり，私たちの腕の見せどころである．注目すべきは2つの病気の違い．**伝染性単核球症では肝・脾腫がみられる**．触診で腫大がわからずとも，腹部に圧痛があるのをみるのは容易である．

　若い人の扁桃炎 → 細菌感染を疑ったとしても，必ず腹部の診察を！
　のどが痛いから，腹を診る！

これが，鉄則なのだ．

❸ 知っておきたい所見 その2

そのほかにも，口腔内には診断のヒントとなるさまざまな所見がある．もう1つ例をあげよう．**Koplik斑**というのを知っているだろうか？頬粘膜にできる白色の細かい斑点のことである（図5）．国家試験では「Koplik斑＝麻疹」と呪文のように暗記しただろうが，ここで1つ考えてほしい．Koplik斑はとても細かく，見えづらい所見である．麻疹の診断なら，それよりも全

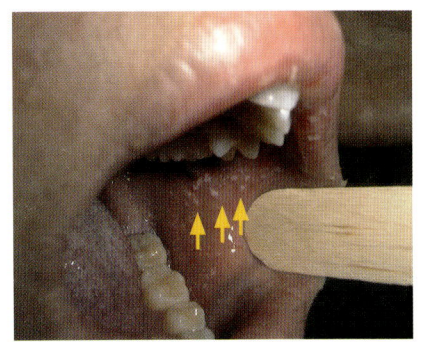

図5 ● Koplik斑

身の特徴的な発疹で診断した方が，はるかに楽ではないか．なぜ，わざわざ口腔内の細かい所見に気を使わなければならないのだろうか？

麻疹の自然暦について復習しよう．麻疹には咳・鼻水・発熱を中心としたカタル期と，そのあとに体幹に発疹が出てくる発疹期がある．つまり，はじめは発疹が出てこない．伝染性の強い疾患であるにもかかわらず，発疹が出るまで診断できないのは都合が悪い．どうにかして，発疹が出る前に麻疹を診断できないだろうか？そこで，鍵となるのがKoplik斑なのである．Koplik斑は発疹出現の約48時間前に出現し，発疹が出現すると消退する．つまり，**初期の麻疹を発見する唯一の手がかりなのである**．麻疹の流行っている時期は，必ず頬粘膜を見てみよう．もし，Koplik斑をみつけたら，患者さんにひとこと「はしかが疑われます．数日中に体に発疹が出るかもしれません．今のうちから周りにうつさないよう注意しましょう」と伝えよう．**麻疹が疑われるから，頬粘膜をみる．体の発疹が出る前にわかるから，頬粘膜をみる**．目的のある身体診察というものがつかめてきただろうか．

● 診察道具は強い味方

✏ 診察道具は大事？ （図6）

　代助君は1年目の研修医です．卒業時にお父さんが買ってくれた，真っ赤な聴診器が自慢です．でも内科のローテート中に指導医の先生にこう言われました．「そんな立派な聴診器を持っていても，耳と耳との間がだめだと意味がないぞ．俺なんかこんなのでも十分だ」指導医の手には，おもちゃのような聴診器が…

診察手技は道具によらないのでしょうか？それよりも練習あるのみ？
筆者はこう思っています．

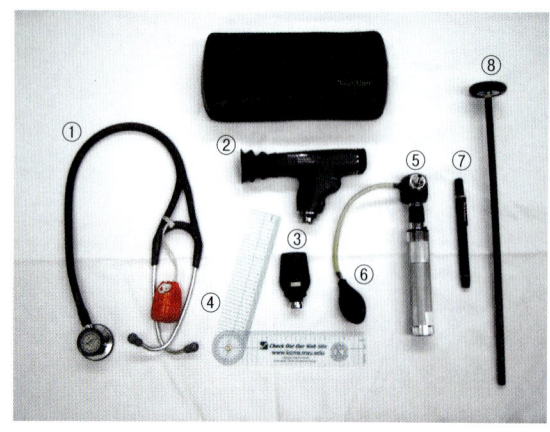

図6 ● 筆者愛用の診察道具
① 聴診器
② 眼底鏡：ウェルチ・アレン社／パンオプティック™
③ 眼底鏡：より視野が広く，使いやすいすぐれものです
④ 関節角度計
⑤ 耳鏡
⑥ 耳鏡用送気球（p.34おまけ参照）
⑦ ペンライト
⑧ 打腱器

「初心者が診察を上手にそして好きになるためには，良い道具を揃えましょう！」
「良い道具は使いやすく，しっかりした所見がとれる！」

　例えば良い聴診器は，当たり前ですがよく心音・呼吸音が聞こえます．いわゆるレバイン分類で，1ランク上に聞こえることすらあります．皆さんが研修を積むであろう，救急外来は往々にして周囲は騒がしく，聴診にとってベストの場ではないでしょう．心雑音はもちろんのこと聞こえにくいⅢ音，Ⅳ音なども聞き落としかねません．少しでもよく聞こえることは大事ですね．

　また皆さんのペンライトはどんなものでしょう？ 薄暗い光で見る咽頭壁は細かい変化が読みとられないだけでなく，往々にして全体が赤黒く，発赤しているように見えます．また灯りが，ちらちらとなっていたり，日によって違う明るさで診察をくり返していては，正常かどうかさえもわからないですよね．よく聞こえない聴診器や薄暗いペンライトで診察をくり返していると，だんだんと正常所見も異常所見もしっかりと見分けることができなくなり，身体所見をまじめにとらなくなってきます．これは自分のとっている身体所見に自信がもてなくなるからではないでしょうか？ 私が研修医1年のときに，「**所見はあるかないかだ！ あるかもしれないという所見は意味がない**」と言われたことがあります．診察道具が安物で所見に自信がないと，診療録に「収縮期雑音？ 咽頭発赤±」，というようなあいまいな記載が増えていきます．その結果，身体所見を診断評価に使わなくなり検査などに頼るようになってくるのでしょう．最後は，聴診もせずにX線！ のども診ずに薬を処方！ といったことになりかねません．もちろん，診察所見の正確さには限界がありますが少なくとも**所見が陽性か陰性かはできるだけ判断できるようになる**ためにもしっかりした道具が大切ですね．そして良い道具で練習をすると，不思議なことに，たまたま良い道具がないときでも所見がとれるようになるものです．

身近に道具をそろえよう！

「道具を身近に用意し整備していないと，とりたいときに診察ができない．ひいては診察が上手にならない！」

皆さんはOSCEなどで，鼓膜の診察を習ったかと思います．眼底鏡もやりましたね．でも実際の研修でやる機会があるでしょうか？ 外来や病棟に眼底鏡がありますか？ またあったとしても，電池は切れてませんか？ 電圧の低下した耳鏡や眼底鏡は鼓膜や眼底がよく見えませんよ！ **最初は習った身体診察をだんだんとやらなくなるもう1つの理由に，身近に道具がないということがあります**．忙しい臨床の場でいざ診察をしようと思った際に二つ向こう側の部屋まで道具を取りに行かなければならなかったり，電池を換えなければならなかったりするのは大変な時間の無駄です．結果，せっかく習った身体診察も使うことなく，だんだんとできなくなってゆくのです．外科医が手術を行うときに，道具を揃え環境を整えるのと同様に，皆さんも診察道具や診察環境を整えてみましょう．「え？ でも眼底鏡や耳鏡は高いですって？」確かに一部の道具は高いです．そして将来そのような診察機会が少ない科に進む予定の人もいるでしょう．しかし少なくとも自分が研修医の間は，自分が活躍する救急外来や所属する病棟に道具を揃えてもらいましょう．外来に出るときは，教科書だけでなく診察道具もそろっているか確認です．そしてどんどん使ってください！ そうすれば道具を手入れすることも多くなるでしょう．そしていざというときに電池切れ！ 残念！ ということも避けられますね．**忙しい研修医の時期だからこそ，自分の研修にかかわる道具や環境にはこだわってみましょう**．

これから道具を揃える人へのアドバイス

いろいろと診察が楽しくなる道具があります．カタログやインターネットなどで調べてみてください．

❶ 聴診器

何十年と長持ちします．ぜひ上級グレードのものを手に入れてください．循環器に興味がある人は，管の短い物をお勧めします．音の減衰がなく，より大きくクリアに聞こえます．

❷ ペンライト

試供品のような安いものは避けましょう．ハロゲン球のものが明るく光も安定していて良いようです．ここのところ流行の高輝度白色LED球は青白く，色調が判断しにくいことや患者さんにとって目が痛いことも多いので避けた方がよいでしょう．個人的にはペンライトのメルセデスと宣伝している，ウェルチ・アレン社のペンライトを愛用しています．びっくりするぐらい明るく安定しています．

❸ 打腱器

　これも神経診察のときにあると便利です．ハンマーの頭がある程度しっかりしていて重いものの方が，打腱器そのものの重みでスイングし使いやすいようです．

❹ その他購入法

　研修医などで共同購入すると割引をしてくれる会社もありますので相談してみるといいですね．また聴診器などの一部を除いては，海外の医療器具インターネット販売サイトを通じて購入すると安く良いものが手に入ります．

おまけ

　耳鏡にくっつける送気球（pneumatic bulb, 図6⑥）を手に入れてみてください．ひとつ1,000円ぐらいで手に入るはずです．小児の診察で耳をみる際に鼓膜の可動性をみることができます．泣いたり，熱で赤くなった鼓膜も可動性があれば中耳炎がないと診断できますよ！

● おわりに

　聴診で弁膜症の部位や重症度を診断しただとか，肺炎を打診と聴診だけで診断した，といった名人の話を聞くと，華麗なマジックのように身体診察だけで診断にたどりつくようになってみたいと思うだろう．しかし，どんなマジックにもタネがあるように身体診察にもタネがある．そのタネが「目的」なのである．

　では「目的」はどこから得るのだろうか？ **ここで大切なのが医療面接である**．上記の例にしても医療面接で咽頭痛やだるさがあり，咳はあまり強くないということを聞き出しているからこそ，細菌性扁桃炎と伝染性単核球症が鑑別にあがるのである．今までの研究などでも示されているように，実は，**外来で遭遇する疾患の7〜8割が医療面接で診断可能**であるという．そこに診察が加わると1割程度確率が上がるそうである．つまり診察は医療面接であらかじめわかっていることを確かめたり，溶連菌かEBウイルスかという最後の詰めを行うためにあるのだ．

　このように医療面接で上手に「目的」を聞き出すことができると，診察を上手に短縮することができないだろうか？ 救急や忙しい外来では，「目的」に応じた診察を中心に行えば，数分もかからないだろう．

　ただしここで大事なのは，**初期研修の間は科を問わない姿勢で経験を積むことである**．そうすることで少しずつさまざまな主訴への医療面接を行い，それに応じて内科的な診察だけでなく筋骨格の診察，神経診察，子どもの診察，生

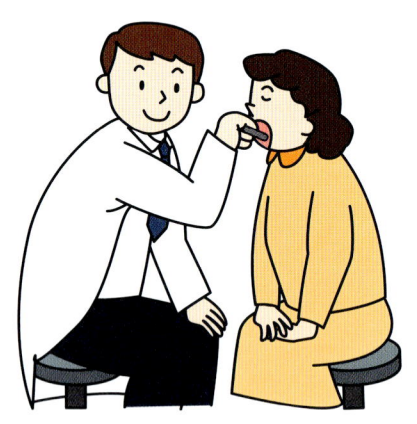

殖器の診察などだんだんと幅広い診察手技を身につけることができるだろう．日本の医学教育では診断学というと，どうしても「内科」診断学が中心となる．巷にあふれる診断学の教科書をみれば，それは明らかだ．研修医の診察をみていても，胸痛の患者さんの診察はエレガントでも，「腰が痛い」という主訴の患者さんが来ると，とたんにおろおろしてしまう．しかし，患者さんは「私は内科疾患です」なんてゼッケンをつけてやってくるのではない．**私たちは内科領域にとらわれない幅広い診察能力が必要なのだ**．海外の教科書は「内科」という枕詞のない診断学の教科書が通常であり，内科的な診察から筋骨格系・女性・子どもの診察まで幅広く解説されている．ぜひ，参考にしてほしい．

そして必ず自分の行った診察法をそういった**本で再確認することと，最終的な診断を確認することが大事**である．入院患者さんを受け持つときは，復習も兼ねて頭の先から足の先までしっかりと診察を行ってみよう．一年もすればびっくりするほど診察が上手になり手早くなっていること間違いなしである．

　　　　　図3，4，5は前野哲博先生（筑波大学附属病院総合診療科）のご厚意による．

参考文献

1) Hoffmann S : An algorithm for a selective use of throat swabs in the diagnosis of group A streptococcal pharyngo-tonsillitis in general practice. Scand J Prim Health Care, 10 : 295-300, 1992
2) Ebell MH, et al : The rational clinical examination. Does this patient have strep throat? JAMA, 284 : 2912-2918, 2000
3) 「診察診断学」（高久史磨/監・橋本信也，福井次矢/編），医学書院，1998
4) Sloane PD, et al : Essentials of Family Medicine, Lippincott Williams & Wilkins, 2002
5) Bickley LS : BATES' GUIDE TO Physical Examination and History Taking, Lippincott Williams & Wilkins, 2002

Profile

大橋博樹（Hiroki Ohashi）
多摩ファミリークリニック
専門：家庭医療学
2000年獨協医科大学卒業．武蔵野赤十字病院で初期研修．ここでは，救急外来というフィールドで，年齢や臓器，科にとらわれない幅広い診療を経験しました（忙しくてもHappyだったなあ）．初期研修後の進路に迷っているところで，家庭医療学との運命的な出会いがあり，どっぷりと．聖マリアンナ医科大学や筑波大学，亀田メディカルセンター，川崎市立多摩病院を経て，2010年に家庭医のクリニックを開業しました．

山下大輔（Daisuke Yamashita）
米国オレゴン健康科学大学
専門：家庭医療学
2000年信州大学卒業．初期研修は横須賀海軍病院 → 武蔵野赤十字病院．武蔵野では大橋先生とともに救急外来で忙しくも想像以上に楽しい毎日でした．今は家庭医としてオレゴン健康科学大学で臨床，研究，そしてレジデント教育を行っています．米国から日本の家庭医療の発展へ貢献したいと考えています．

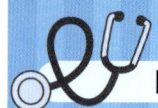

医療面接・身体診察のあれこれ

その5 一歩進んだ触診のコツ
〜きらりと光る身体診察を身につけよう

濱口杉大

- 長引く風邪の患者には副鼻腔と甲状腺の触診をルーチンに行う．
- 触診だけで心臓の状態はどこまでわかるかに挑戦する．
- 詳細な触診により虫垂炎の状態を評価することで，CTで注目するポイントがわかる．

● はじめに

　身体診察には，全体をくまなく診る基本的な「系統立った身体診察」と臨機応変に正鵠を射るような「きらりと光る身体診察」がある[1]．基本的な触診の知識は学生時代や研修医時代にある程度教育されるため誰もがもっている．しかし，もう一歩進んだ「きらりと光る」触診の知識はなかなか教育されていないのが現状である．触診を詳細に行うことで驚くほど体の中の情報を引き出すことができ，道具も何もない場所でも診断にかなり迫ることができるのである．本項ではその一部を紹介させていただいた．触診，さらに身体診察に興味をもつきっかけとなれば幸いである．

● 触診の役割

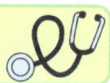

　触診には主に2つの役割があり，1つは触れることによりその感覚から検者が病態を評価することであり，もう1つは触れたり圧迫したりすることで所見を引き出すことである．

● 頭頸部の触診〜長引く風邪の患者を診るうえで

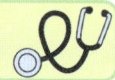

長引く風邪の患者には副鼻腔と甲状腺を触診すべし

❶ 副鼻腔の触診 → 急性副鼻腔炎を疑う

　急性副鼻腔炎は感冒改善後に発症することが多く，発熱，頭痛，鼻汁，咳嗽などの症状が持続し"長引く風邪"や"風邪のぶり返し"と認識される．見逃されることが多く，特に中等症以上では抗菌薬が必要となるため頭にとどめておかなければならない疾患である．そこで長引く風邪の患者にはルーチンに副鼻腔の触診をすることを勧めたい．

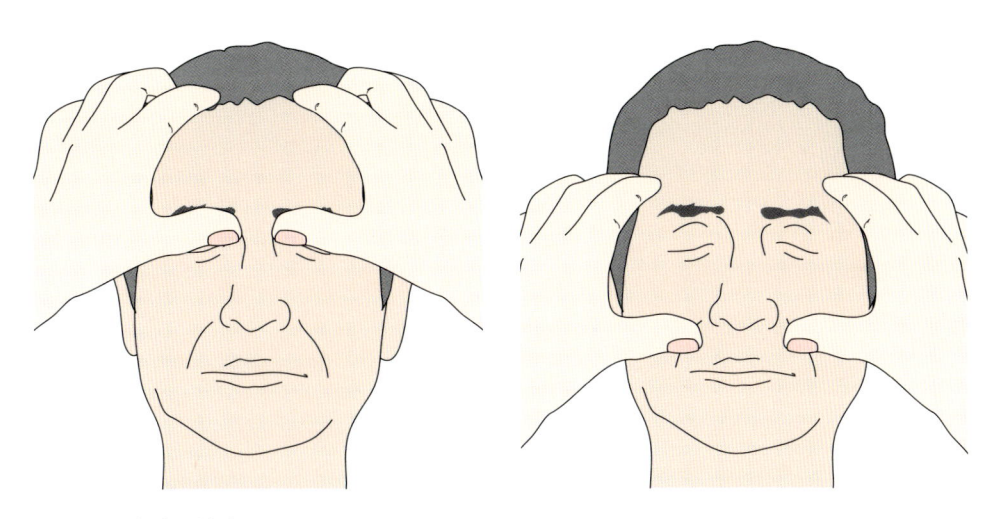

図1 ● 副鼻腔の触診
左：前頭洞の触診，右：上顎洞の触診

　図1のように上顎洞と前頭洞を圧迫し圧痛の有無をみる．また5～10％は上顎歯の感染の波及によるため舌圧子で上顎歯の叩打痛も確認する[2]．

　しかしこの触診は感度，特異度があまりよくないため，診断のためには病歴や他の所見で検査前確率を高めておく必要がある．
　以下の4つ以上がそろえば急性副鼻腔炎の可能性が高くなる（陽性尤度比6.4）[3][4]．

- 上顎歯痛
- 膿性鼻汁
- 抗ヒスタミン薬無効
- 副鼻腔透過性の異常（ライトを副鼻腔に当て透過性をみる）
- 病歴や診察で鼻汁色の変化がある

❷ 甲状腺の触診 → 亜急性甲状腺炎[5]を疑う

　疾患の頻度としては少ないが亜急性甲状腺炎も"長引く風邪"と認識されることがある．ウイルス感染が原因と考えられ上気道炎に引き続いて起こることが多い．感冒薬や抗菌薬が無効である．発熱，倦怠感に加えて患者は甲状腺部の疼痛を咽頭痛や単なる前頸部痛として自覚することがある．また同時に生じる甲状腺機能亢進症状（発汗，動悸，振戦など）は風邪の症状の一部として認識されることが多いため見逃しやすい疾患である．

　触診はとにかく甲状腺を触るだけでよいので長引く風邪の患者にはルーチンの触診とすることを勧めたい．図2のように輪状軟骨をみつけてその下部が甲状腺の峡部であるためその両側から上部に向かって左右両葉を触診する．

図2 ● 甲状腺の位置

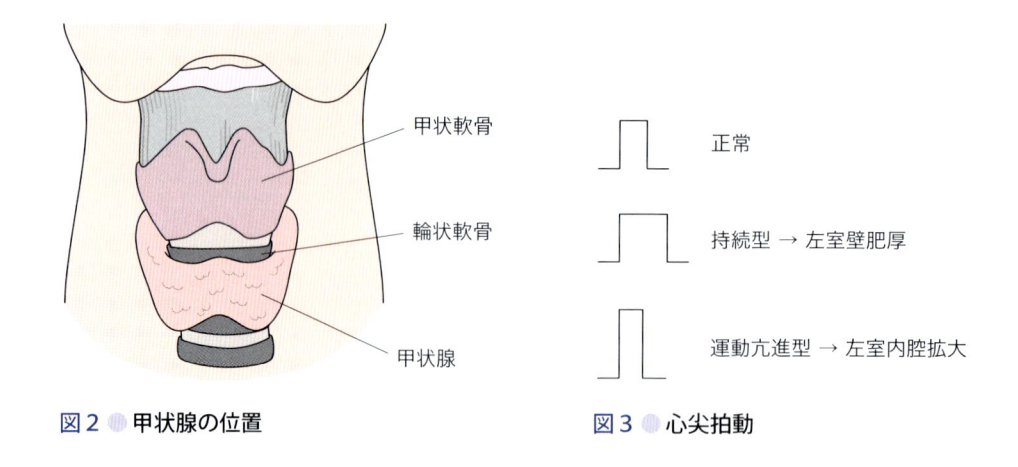

図3 ● 心尖拍動

　　　通常片側性に圧痛があり硬結を触れることもある．クリーピングといって経過中に圧痛部が対側に移動することもある．

胸部の触診～心疾患を診るうえで

心尖拍動を中心とした詳細な触診をすることで心臓の状態を推測すべし

　　　触診でわかることはたくさんある．
　　　❶ 左室壁が肥厚しているかどうか（圧負荷があるかどうか）
　　　❷ 左室内腔が拡大しているかどうか（容量負荷があるかどうか）
　　　❸ X線上の心拡大，駆出率の低下，前負荷の上昇があるかどうか
　　　❹ 拡大しているのは左心室か右心室か
　　　❺ 大動脈弁狭窄症があるかどうか
　　　❻ 大動脈弁逆流症があるかどうか

❶ 左室壁が肥厚しているかどうか → 持続型心尖拍動（sustained apical movement）[6)7)]

　　　左室壁が肥厚している場合，心尖拍動の立ち上がりの持続時間が長くなる（図3）．これを持続型心尖拍動という．大動脈弁狭窄症で心筋が肥厚した症例などで認められる．

❷ 左室内腔が拡大しているかどうか → 運動亢進型心尖拍動（hyperkinetic apical movement）[6)]

　　　左室内腔が拡大している場合，心尖拍動の立ち上がりの振幅が大きくなる（図3）．これを運動亢進型心尖拍動という．僧房弁狭窄症の患者で運動亢進型心尖拍動が認められた場合，容量負荷があり僧房弁閉鎖不全症や大動脈弁逆流症などを合併している．
　　　❶，❷では図4のようにボールペンなどを使用しそれに伝わる心尖拍動の動きを客観的に観察するとわかりやすい．さらにボールペンの先端に一定速度の紙を流すことができれ

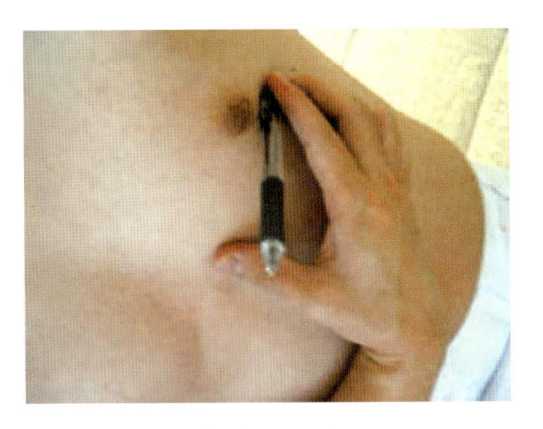

図4 ● 心尖拍動の観察のしかた

胸壁

右室　　左室
時計回り　反時計回り

内側引込み運動

外側引込み運動

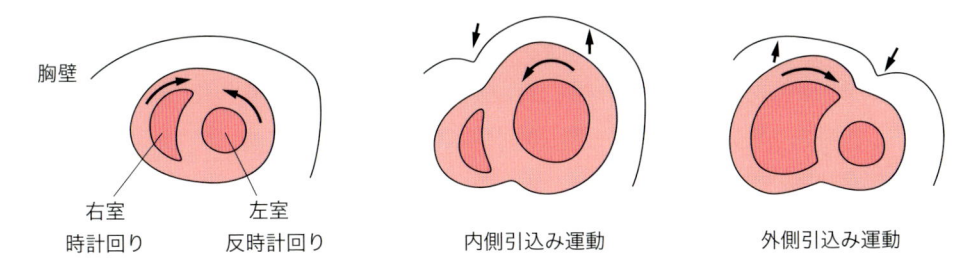

図5 ● 引込み運動

ば簡単な心尖拍動図が作れる．

❸ X線上の心拡大，駆出率の低下，前負荷の上昇の有無 → 心尖拍動の位置

　左鎖骨中線を基準とするのがもっとも良いとされている．心尖拍動が左鎖骨中線よりも外側にある場合，X線上心拡大があり（陽性尤度比3.4），駆出率が50%以下に低下しており（陽性尤度比5.7），左室拡張末期圧が上昇している（陽性尤度比8.0）[6]．

❹ 拡大しているのは左心室か右心室か → 引込み運動 (retraction)

　心拡大が明らかなときそれが左室の拡大か右室の拡大かを見分けるのに引込み運動を観察する．引込み運動とは心尖拍動の立ち上がりと同時にある場所が連動して陥入するような動きをすることである．心尖拍動部より内側が引込まれる場合を内側引込み運動（medical retraction）といい，外側が引込まれる場合を外側引込み運動（lateral retraction）という．左心室は収縮時に下からみて反時計周りの内側に向かう回転性の動きをするのに対し，右心室は時計回りの外側に向かう回転性の動きをする（図5）．

　したがって，

> 内側引込み運動 → 拡大しているのは左心室である
> 外側引込み運動 → 拡大しているのは右心室である

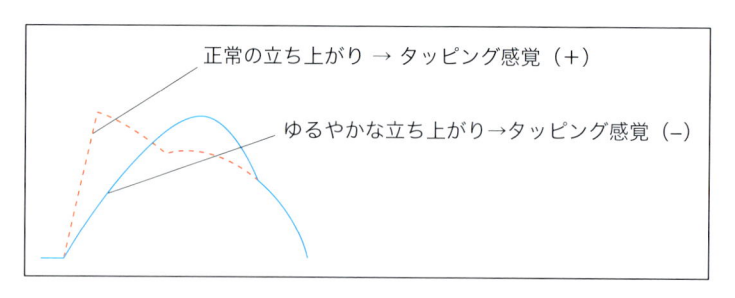

図6 ● 頸動脈波形

（図中）
正常の立ち上がり → タッピング感覚（+）
ゆるやかな立ち上がり → タッピング感覚（−）

❺ **大動脈弁狭窄症があるかどうか → 頸動脈（carotid artery）のタッピング感覚（tapping sensation）**

　頸動脈を触診すると正常であれば，動脈の立ち上がりの初期に軽くたたき上げられるような感覚が認められる．これをタッピング感覚という．しかし，大動脈弁狭窄症があると脈の立ち上がりの傾斜が緩やかになりこのタッピング感覚が失われる（図6）[7]．

❻ **大動脈弁逆流症があるかどうか → 膝窩動脈拍動（popliteal arterial pulse）**

　膝窩動脈（popliteal arteriy）の触診は患者の下肢を直角に曲げた状態で両手を片膝の両側から膝を包むようにまわし，膝窩に指の先端を置き動脈を探すようにして触診する．通常すぐに動脈は触れずしばらく探した後にみつかる[7]．しかし，大動脈弁逆流があると脈圧差が大きいため触診してすぐに動脈を触れることができる．これは触診しにくい膝窩動脈ならではの所見である．

　❺，❻のように大動脈弁疾患は聴診をしなくても触診のみである程度診断することができる．

　これらの触診により心臓の状態がある程度推測でき，さらに視診や聴診をあわせるともっと正確な情報が得られる．しかし，いずれも主観的な評価となるため普段から正常例においても所見をとり慣れておく必要がある．所見をとり終わったら必ず胸部単純X線や心臓超音波検査でフィードバックしてみよう．

腹部の触診～腹痛患者を診るうえで

症例紹介

　20歳女性．2日前から38℃台の発熱と悪寒，そして右側腹部から背中にかけての鈍い疼痛が出現したため来院した．腹痛は持続性で歩いても響かず，数年前に腎盂腎炎をしたときの症状によく似ているとのこと．
　診察をすると右下腹部のみに圧痛があるがMcBurney点よりはやや下方にあり反跳痛はな

図7 ● 腫大した虫垂

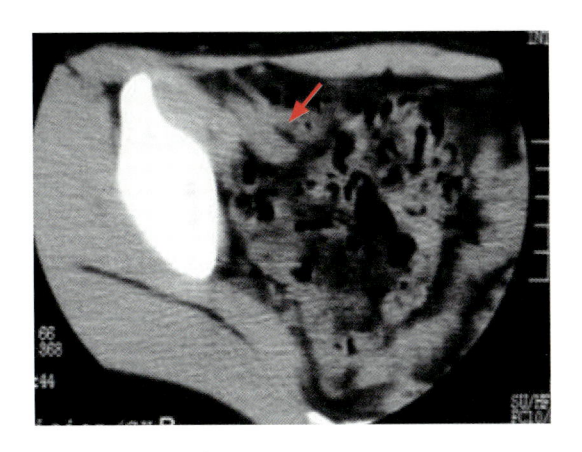

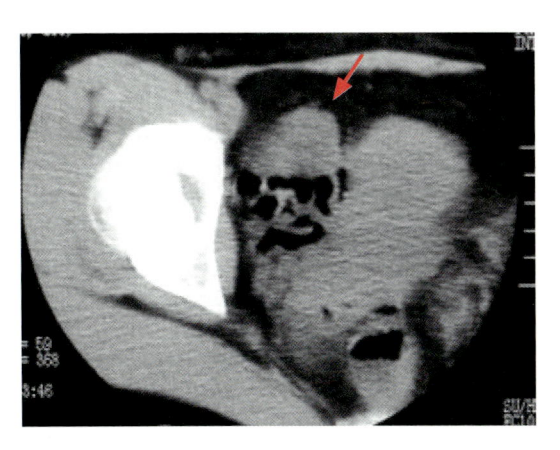

図8 ● 骨盤部膿瘍

かった．背部の叩打痛は右椎体肋骨角の部分にはなくその下方に軽度に認められた．検査所見は白血球7,900/mm³，CRP 8.9 mg/dL，尿中白血球5〜10/HPFであった．

　尿検査所見がいまいちだなあと思いながらも尿路感染症を疑い入院を勧めたが，小さい子どもがいてどうしても入院できないとのことで抗菌薬の点滴をして翌日も受診していただくこととした．

　翌日になり話を聞くと夜から頻回の水様便が出現し相変わらず38℃台の発熱が続いているとのことであった．炎症反応も高くて水様性下痢があるので細菌性の急性腸炎だったのだろうか．診察するとやはり右下腹部にのみ圧痛がある．そこでCTをとった．

　骨盤内に虫垂様の索状物（図7）とその先に直径2 cmほどの腫瘤影（図8）が認められたため腹部外科のある病院に紹介した．

　手術となり診断は急性虫垂炎の穿孔と骨盤部膿瘍であった．

症例の考察

　虫垂が骨盤部に位置する骨盤部虫垂（pelvic appendix）であったため穿孔してもあまり広がらず局所に膿瘍を形成し，典型的な腹膜刺激症状が認められなかったと考えられる．また膿瘍のために高熱が生じ，炎症がまわりの臓器を刺激して頻回の水様性下痢を生じるなど急性虫垂炎には非典型的な症状を起こしたと考えられる．閉鎖筋徴候（obturator sign）などを検査すればわかったかもしれない．

腹痛患者では急性虫垂炎の可能性を考えて全例で右下腹部を詳細に触診すべし

　急性虫垂炎の患者は右下腹部痛を訴える場合が多いが，初期に心窩部痛や臍周囲の疼痛を訴える場合があることは有名である．また虫垂の位置が非典型的であったり膿瘍を形成したりすると腹痛の場所があいまいになったり，最も強い訴えが腹痛でなく下痢や嘔気，高熱になったりすることがあるため診断が困難になることもある．一方で急性虫垂炎は外

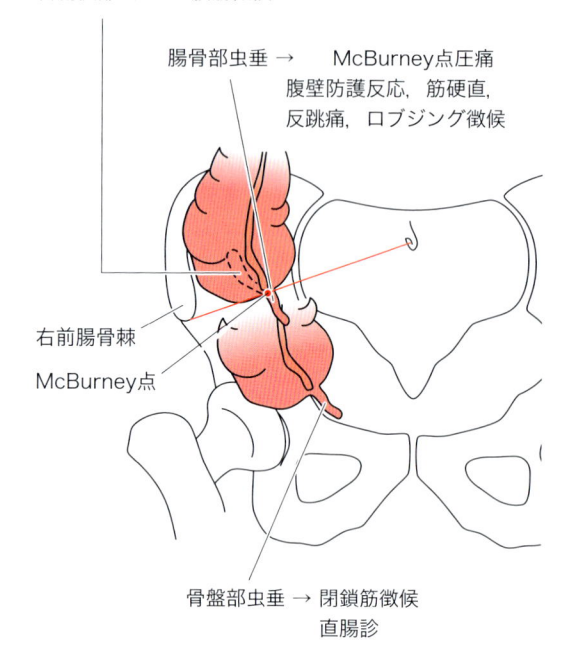

図9 ● 虫垂の位置

盲腸後部虫垂 → 腰筋徴候
腸骨部虫垂 → McBurney点圧痛，腹壁防護反応，筋硬直，反跳痛，ロブジング徴候
右前腸骨棘
McBurney点
骨盤部虫垂 → 閉鎖筋徴候，直腸診

科的な治療が必要となることが多く，プライマリ・ケアの範囲でも見逃してはならない重要な疾患である．したがって，少しでも腹痛のある患者には全例にルーチンとして右下腹部を詳細に触診することが勧められる．そしてごく軽度でも右下腹部にのみ圧痛が認められ，ほかに圧痛が認められない場合は急性虫垂炎を念頭においてさらなる身体診察に進む必要がある．

❶ まずは右下腹部の圧痛があるかどうかをみる

右下腹部痛にはさまざまな鑑別疾患があるが，ある研究では腹痛患者において右下腹部のみに圧痛があれば急性虫垂炎の可能性が高く（陽性尤度比7.3），なければ否定的である（陰性尤度比0.1）ということを報告している[8]．

片手で浅くやさしく触診し，次に双手で深くやさしく触診する．このとき患者の表情にも注目する[9]．

❷ 右下腹部にのみ圧痛が認められ急性虫垂炎が疑われたら以下の1）～6）の所見をとり，その進行の程度や虫垂の解剖的な位置などを予想し画像検査に進んでいく

●急性虫垂炎の進行過程
　虫垂の基部に何らかの閉塞が起こる → 内腔圧の上昇 → うっ血浮腫 → 細菌感染を伴った炎症 → 炎症の腹膜への波及 → 穿孔，腹膜炎
●虫垂の解剖学的位置（図9）
　・腸骨窩に位置する典型的なもの → 腸骨部虫垂（iliac appendix）
　・盲腸の背側にまわるもの → 盲腸後部虫垂（retrocecal appendix）
　・骨盤の下方に下がっているもの → 骨盤部虫垂（pelvic appendix）

1）McBurney点圧痛（McBurney's point tenderness）
[陽性尤度比3.4，陰性尤度比0.4][6]

Charles McBurneyが1889年に「虫垂炎のすべての患者において，右前腸骨棘から臍に引いた直線上で棘から1.5インチと2インチの距離の間の部分に指1本の圧迫で最大の圧痛が生じた」と報告した．簡易的にはこの直線状の外側から約3分の1の距離の点と考えてよい（図9）．

この部分は虫垂の付け根の部分に相当すると考えられており虫垂が典型的位置にあれば初期の虫垂炎でも認められる．人差し指を使ってやさしくゆっくり押していく．

2）**腹壁防護反応（guarding）**［陽性尤度比2.6，陰性尤度比0.6］，**筋硬直（rigidity）**［陽性尤度比5.1］，**反跳痛（rebound tenderness）**［陽性尤度比2.1，陰性尤度比0.5］[6]

これらの所見があったら虫垂炎の炎症が腹膜にまで波及していると考えられる．

腹壁防護反応とは触診により痛みを生じることへの不安などによる随意の筋収縮で腹筋が硬くなる所見のことである．

筋硬直とは腹膜の炎症による不随意の筋収縮で腹筋が硬くなる所見のことである．

反跳痛は腹壁を手のひらでゆっくり押し30～60秒圧迫し続け患者の疼痛が和らいだ後，手をすばやく離した後に生じる疼痛所見である[10]．

いずれの所見もかなりやさしくゆっくりと触診することが大切である．

3）**ロブジング徴候（rovsing's sign）**［陽性尤度比2.5，陰性尤度比0.7］

左下腹部を圧迫すると右下腹部に疼痛が生じることをいい，虫垂炎による腹膜炎がまだ右下腹部に限局していることを意味する[11]．

4）**腰筋徴候（psoas sign）**［陽性尤度比2.38，陰性尤度比0.9］（図10）

図のように腸腰筋（iliopsoas muscle）を伸展させることにより疼痛を生じる．これが陽性の場合は虫垂の位置が盲腸の裏側に回る盲腸後部虫垂に炎症が生じている可能性がある[9]．

5）**閉鎖筋徴候（obturator sign）**（図11）

図11のように内側閉鎖筋（internal obturator muscle）を伸展させることにより疼痛を生じる．これが陽性の場合は虫垂の位置が骨盤内下方に降りている骨盤部虫垂に炎症が生じている可能性がある[11]．

6）**直腸診（rectal examination）**

骨盤部虫垂の炎症で直腸診により右側に圧痛を生じ左に生じないことがあるが，多くの研究ではあまり有用でないとされている．

このように急性虫垂炎における身体診察の尤度比はあまりよくないため，病歴を詳細にとりいくつかの所見を組み合わせていくことが重要である．また右下腹部の圧痛を生じる

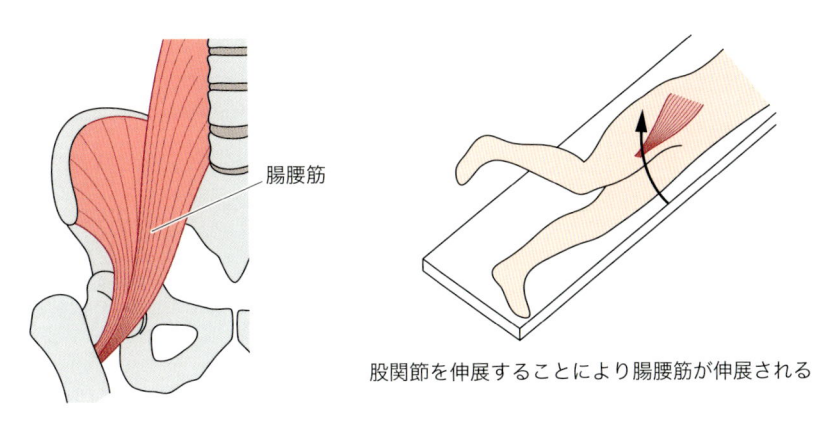

腸腰筋

股関節を伸展することにより腸腰筋が伸展される

図10● 腰筋徴候

内側閉鎖筋

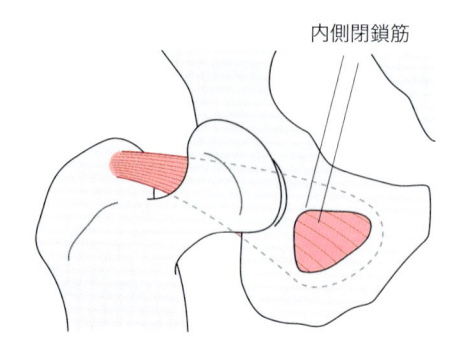

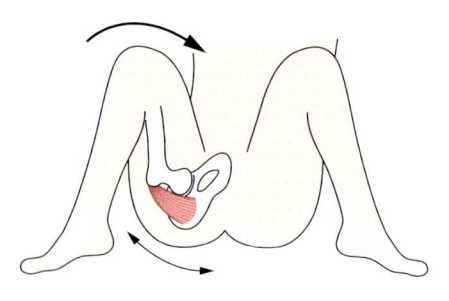

図の状態で股関節を内旋することにより
閉鎖筋が伸展される

図11　閉鎖筋徴候

疾患は多いため常に鑑別疾患を考えておかなければならない．触診を中心とした身体診察で虫垂炎の進行具合と解剖学的位置を推定できれば，以後の画像を読むうえできわめて有効となる．

文　献

1）「行動目標達成のための『症例呈示』ポイント40，NEW JMP 卒後臨床研修対応サポートテキストシリーズ⑦」（松村理司/著），日本医療企画，2004
2）Williams JW Jr & Simel DL : Does this patient have sinusitis? Diagnosing acute sinusitis by history and physical examination. JAMA, 270 : 1242-1246, 1993
3）Williams JW Jr, et al : Clinical evaluation for sinusitis. Making the diagnosis by history and physical examination. Ann Intern Med, 117 : 705-710, 1992
4）Black ER, et al : Diagnostic Strategies for Common Medical Problems 2nd edition. Amer College of Physicians, 1995
5）UpToDate Online, Subacute thyroiditis.
6）McGee SR : Evidence-Based Physical Diagnosis, W. B. Saunders company, 2001
7）Constant J : Essentials of Bedside Cardiology for students, Little Brown, 1989
8）Eskelinen M, et al : The value of history-taking, physical examination, and computer assistance in the diagnosis of acute appendicitis in patients more than 50 years old. Scand J Gastroenterol, 30 : 349-355, 1995
9）Odom NJ : Facial expression in acute appendicitis. Ann R Coll Surg Engl, 64 : 260-261, 1982
10）Wagner JM, et al : Does this patient have appendicitis? JAMA, 276 : 1589-1594, 1996
11）UpToDate Online, Appendicitis in adults : Clinical manufestations and diagnosis.

Profile

濱口杉大（Sugihiro Hamaguchi）
江別市立病院 総合内科／長崎大学熱帯医学研究所 臨床感染症学分野大学院
総合内科の臨床能力と臨床教育の向上に加えて，日々の臨床に直結するような研究を臨床医が行う環境を目指しております．臨床だけでなく研究についても指導できるように勉強中です．

医療面接・身体診察のあれこれ

その6　神経学的診察のしかた
～誰もが苦手な眼底と深部腱反射のとりかた

鈴木富雄

- 安定した姿勢を確保し，正しい方法で行えば，眼底は必ず確実に観察できる．
- 深部腱反射では，左右の腱を同様に正しく叩いたうえで，左右差を診ることが大切．
- 深部腱反射では，手足の動きを視るだけでなく，該当する筋肉の収縮の観察が重要．

●はじめに

　学生時代にOSCEを経験してきた皆さんは，神経学的診察については，形だけは一通りできていると考えている．しかし，本当の意味で正しく所見がとれているかと言えば，はなはだ疑問である．手技についての網羅的な記載は成書に譲るとして，今回は多くの研修医の弱点である眼底検査と深部腱反射のみに誌面を割き，実践で役に立つ内容にしてみた．

●こうすれば必ず見える！　眼底の見方

　まずは検眼鏡の各部の名称と機能を覚えよう（図1，2）．

Step1：検眼鏡を自分の視力に合わせる

　相手の右眼は自分の右眼で，相手の左眼は自分の左眼で，検眼鏡はそれぞれ右手，左手

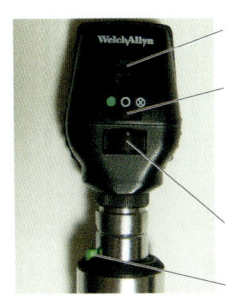

観察孔（ここから光が出る）

フィルター選択スイッチ
- ●：赤色を除去し，血管，出血などの異常所見を鮮明化する
- ○：通常使用する
- ⊗：反射を抑える

フィルター（アパーチャー）選択盤

スイッチおよび光量調節
（押さえながら時計方向に回す
→スイッチONの後，光量増大）

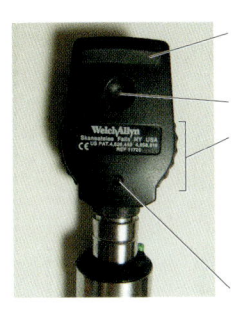

額当て
（この部分を自分の眉部に当てる）

観察孔（のぞき孔）

レンズ選択盤（視度調整ダイヤル）
・時計回りに動かすと
　凸レンズの度が増強→遠視用
・反時計回りに動かすと
　凹レンズの度が増強→近視用

レンズ度表示窓
　緑：凸レンズの度を示す
　赤：凹レンズの度を示す

図1 ● 直像検眼鏡（被検者側）　　　　図2 ● 直像検眼鏡（検者側）

その6　神経学的診察のしかた　45

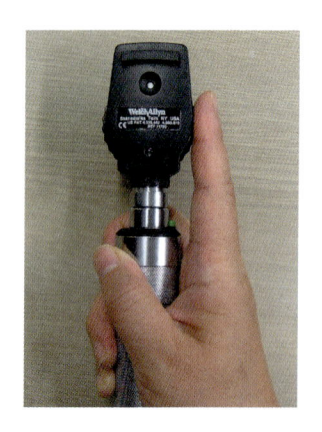

図3 検眼鏡の持ち方（自分の右眼で相手の右眼を見る場合）

★ポイント
人差し指でレンズ選択盤のダイヤルを調節しても検眼鏡が揺れないように，ハンドル部分をしっかり右手で保持し固定する．

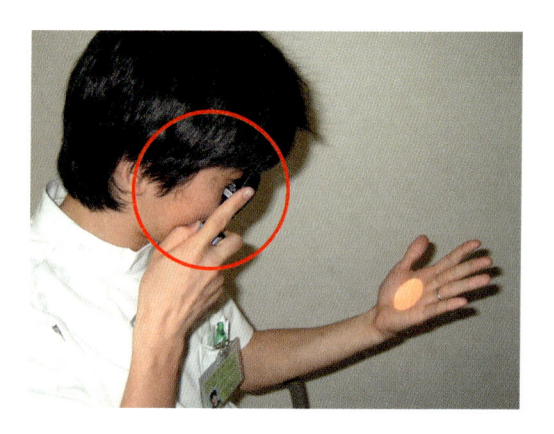

図4 自分の視力に合わせてダイヤルを調節

★ポイント
右手は自分の頬部に，検眼鏡の額当ての部分は眉部に密着させ，検眼鏡がぶれないように2カ所で完全に固定する．

で持って観察する（図3）．ハンドル部分をしっかりと保持して，**その手を自分の頬部に，さらには額当て部分を自分の眉部に密着**させ，ぶれないように2カ所で自分の**顔面に固定**する．最初に検眼鏡を通して自分の手掌の線などを見て，レンズ調節ダイヤルを回して自分の視力に合わせるが，毎回合わせる必要がないように，一度自分の視力に合わせた**レンズ度表示窓の数字を覚えておく**とよい．緑の数字がプラスで遠視用，赤の数字がマイナスで近視用である（図4）．

Step2：相手と正しい位置で向き合う

相手と向き合うときには，**視線の高さをできるだけ正確に合わせる**（図5）．座高が違う相手であれば，椅子の高さを調節したり，背中を伸ばしてもらったり，曲げてもらったりして調節する．また，自分の脚を相手の脚の間に入れて交差させるなどして，**始めから相手と十分に接近して座る**ことが大切である．そうでないと相手の眼底を覗き込んだときに，自分の腰が椅子から浮いて体勢が不安定になり，じっくりと観察することができない．

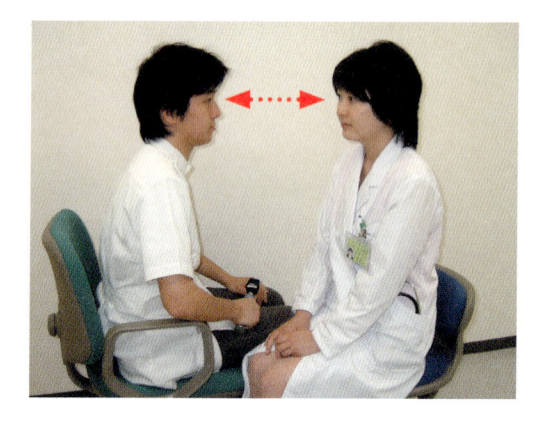

図5 相手と向き合う

★ポイント
視線の高さをできるだけ正確に合わせ，相手と十分に接近して座る．

Step3：瞳孔に光を入れる

相手には数m離れた壁の1点を見つめさせ，自分の左手を相手の眼窩上縁に置き，上眼瞼を軽度挙上させる．瞬きは比較的自由にしてもらってもよいが，**視線は動かさないように指示をする**．次に相手の正面に対して**約15度外側方向**から瞳孔に光を入れ，赤色反射を確認する（図6，7）．赤色反射とは，光が適切に入っていると患者の瞳孔が橙色に光って見えることである．

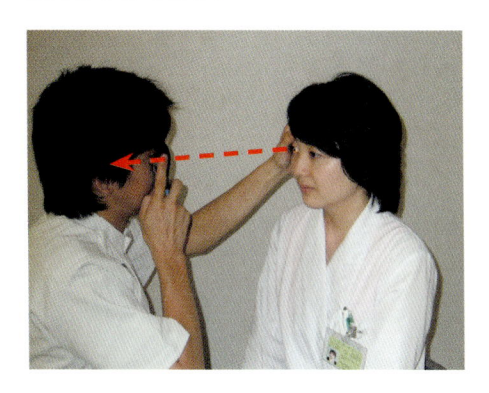

図6 ●約15度外側から瞳孔に光を入れる

★ポイント
相手に対して正しく約15度外側方向から光を入れると，ちょうど正面視している相手の視線は自分の耳介をかすめて遠方に至るくらいの角度となる．

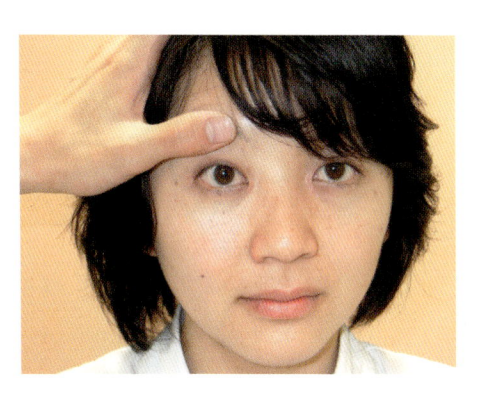

図7 ●検者から見た相手の視線の方向（約15度外側から）

★ポイント
この角度の位置（約15度外側方向）から右眼の瞳孔に光を入れると乳頭に正しく到達する．

Step4：至近距離で焦点を合わせる

左手を相手の眼窩上縁に置きながら，光を適切に瞳孔に入れたまま，光の方向を変えずに至近距離まで近付く．このときに過度な縮瞳，相手の視線のずれ，自分の視軸と検眼鏡の光軸のずれを最小限に防ぐために，**躊躇なく一気に近づく**ことが大切である（図8）．

至近距離で，**検眼鏡の上部を，相手の眼窩上縁に置いた自分の親指に当てて固定する**．この動作によって，検眼鏡がぶれずに，安定した視野を確保することができる．血管が赤い太い線として見えたら相手の眼球の屈折率に合わせ，再度焦点が合うようにダイヤルを調節する．一目盛りずつ動かし，**確実にピントを合わせる**（図9）．

Step5：眼底を観察する

血管にピントが合ったら，血管が**集束する方向を追って見ていくと必ず乳頭に行き当たる**が，直像鏡の一視野は狭いので，**視軸と光軸の方向がずれないように，覗き込む角度を少しずつ変えながら，移動**していく（図10，11）．観察順序は自分で決めておけばよいが，乳頭→上鼻側→下鼻側→下耳側→上耳側→黄斑部の順を基本とする．黄斑部は光に対して敏感であり，相手にとってはまぶしくて苦痛であり，縮瞳してしまうために，常に最後に観察する．

その6　神経学的診察のしかた　47

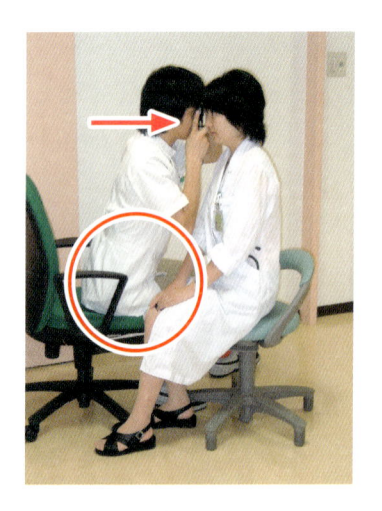

図8 ● 至近距離で観察

★ポイント
躊躇なく一気に至近距離まで平行移動するイメージで接近する．自分の腰は浮かずに安定している．

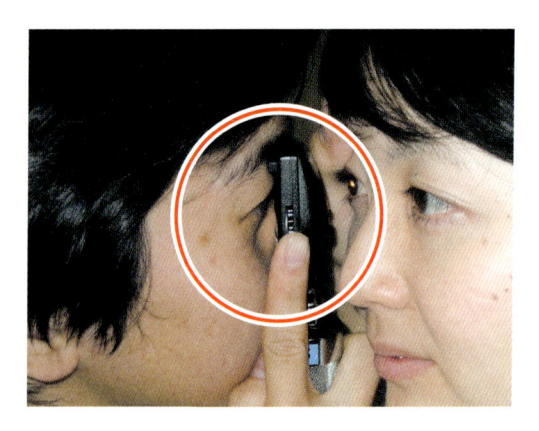

図9 ● 検眼鏡を固定したうえでダイヤルを調節

★ポイント
検眼鏡の上部を，相手の眼窩上縁に置いた自分の親指に当てて，ダイヤルを調節しても検眼鏡がぶれないように固定する．

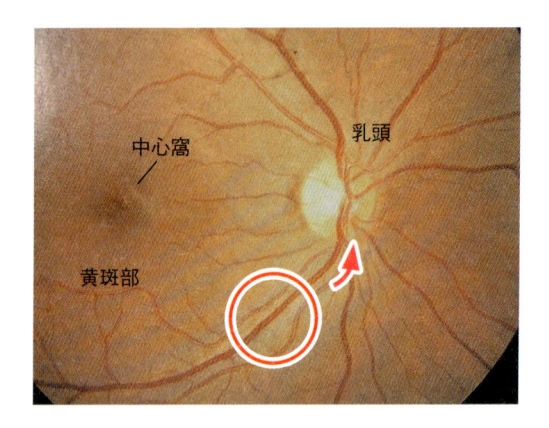

図10 ● 右眼正常眼底像

★ポイント
血管にピントが合ったら，血管が集束する方（矢印の方向）に向かって視野を移動させる．実際に直像検眼鏡で一度に見える視野の範囲は，赤色で囲んだ円の範囲内．

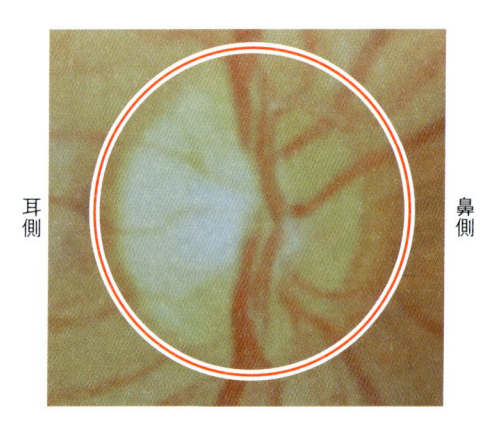

図11 ● 右眼正常乳頭像（実際の視野の範囲は赤色の円内程度）

★ポイント
乳頭の鼻側の色調は一般的に赤みが強く，耳側は黄色がかって明るく見える．乳頭部の血管走行はバリエーションに富み，個人差が大きい．

　今回は誌面の関係上，異常所見に関しては記述をはぶくが，まず何よりも大切なのは，異常所見を覚えることではなく，正常眼底を機会あるごとに観察することである．そのためにもぜひ，自分の検眼鏡を購入していただきたい．安いものではないが，検眼鏡で多くの疾患を診断することができるのであるから，熱意のある研修医にとっては，決して無駄な投資にはならないであろう．

正しい深部腱反射の出し方

深部腱反射は別名筋伸展反射とも呼ばれる．腱にハンマーで衝撃を加えることにより，筋肉に急激に伸展刺激が伝達され，反射弓を介して筋肉の収縮が起こる．腱に伸展刺激を正しく与え，筋肉の収縮運動を正しく観察するためには，ハンマーの正しい使い方をマスターするとともに（図12），解剖学的な知識の復習も若干必要となる．

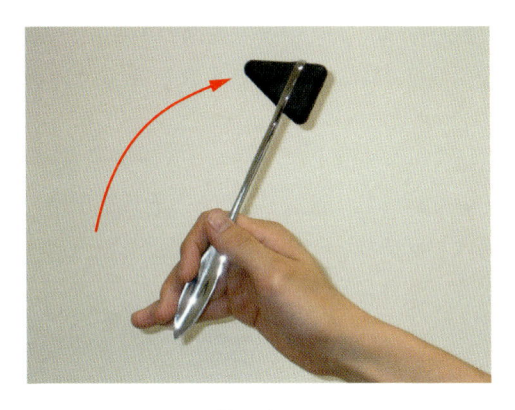

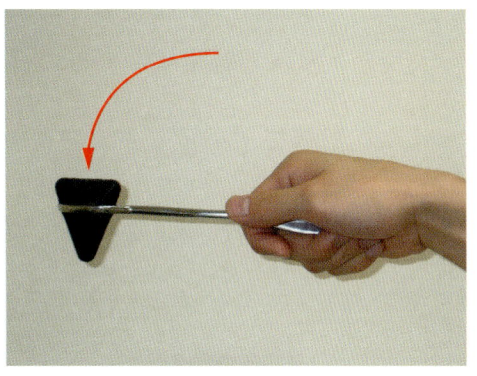

図12 ● ハンマーの使い方

★ポイント
自然に振り上げ，ヘッドの重さに任せて自然に落とす．手首を柔らかく使い，力はほとんど入れない．

以下，深部腱反射として代表的な上肢3カ所，下肢2カ所について，概略を説明するが，いずれの部位も**左右を同じ強さで叩かなければ正確な左右差の比較はできない**．もし左右差が疑われたら何度も施行して**再現性の有無をみる**ことが大切である．

腕橈骨筋腱反射〔反射弓：橈骨神経 ➡ $C_{5,6}$（主にC_6）➡ 橈骨神経〕

腕橈骨筋は半回内位で通常作用するので，腕橈骨筋腱反射も半回内位（自然位）が最も出現しやすい．腱束が細いのでハンマーのヘッドの幅の広い側を使用するとよい（図13, 図14B）．

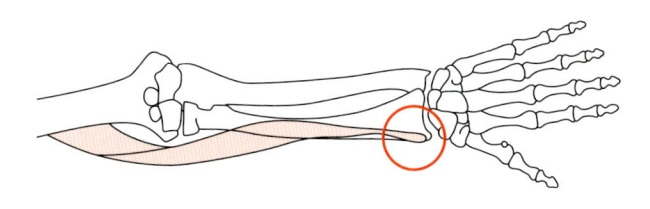

図13 ● 腕橈骨筋
上腕骨の外側縁下部から起こり，前腕の橈側を下行して，橈骨下端の橈側縁に付く．
○が叩く部位

その6　神経学的診察のしかた

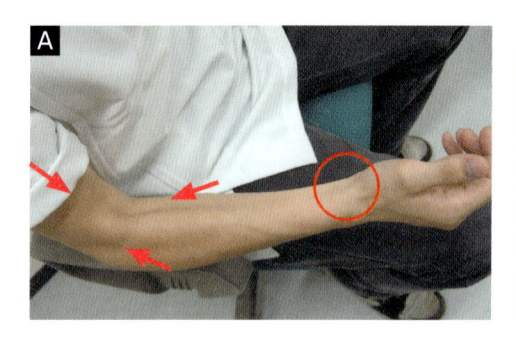

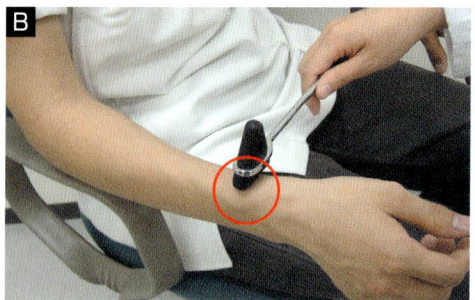

図14 ● 腕橈骨筋腱（○部位）を叩き，腕橈骨筋の収縮を観察する（→部位）

上腕二頭筋腱反射〔反射弓：筋皮神経 → $C_{5,6}$（主にC_5）→ 筋皮神経〕

肘窩の中央部にある**上腕二頭筋腱**を触れて，親指でしっかりと圧迫保持し，その上を叩く（図15）．親指を通して衝撃を確実に伝えるためヘッドの幅の細い側を使用する（図16B）．

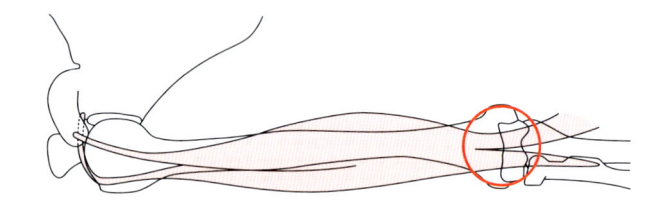

図15 ● 上腕二頭筋
長頭と短頭は大きな筋腹となって下行し，索状の腱となって橈骨の頸の下方で前内側にある橈骨粗面に付く．○が叩く部位

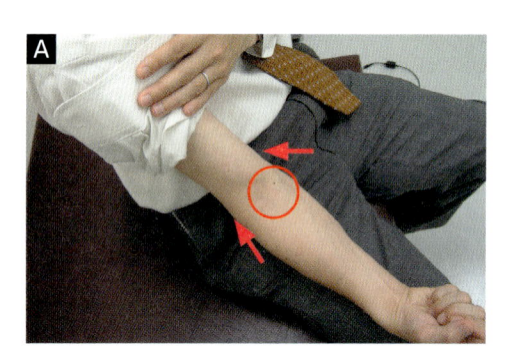

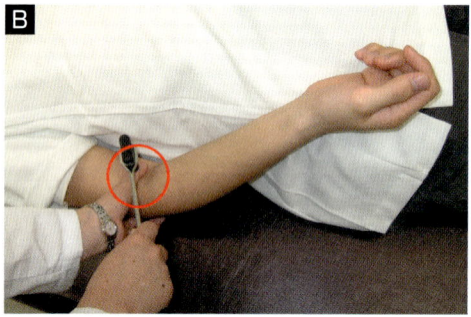

図16 ● 上腕二頭筋腱（○部位）を叩き，上腕二頭筋の収縮を観察する（→部位）

📝 上腕三頭筋腱反射 〔反射弓：橈骨神経 ➡ $C_{6\sim8}$（主にC_7）➡ 橈骨神経〕

上腕三頭筋腱は上腕伸側の肘頭から約5 cmの位置を叩く（図17）．手で尺骨の肘頭を触れ，その直上部の窪みのやや内側部を叩くとよい（図18）．

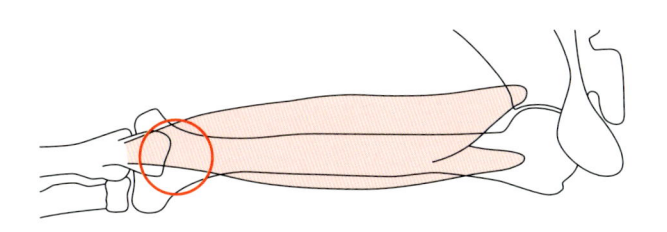

図17 ● 上腕三頭筋
肩甲骨の関節下結節と上腕骨後面から起こり，尺骨の肘頭に付く．○が叩く部位

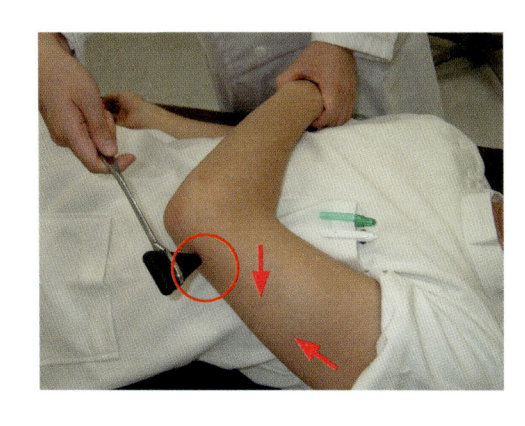

図18 ● 上腕三頭筋腱（○部位）を叩き，上腕三頭筋の収縮を観察する（➡部位）

📝 膝蓋腱反射 （反射弓：大腿神経 ➡ $L_{2\sim4}$ ➡ 大腿神経）

膝蓋腱反射は膝の上に手を置きその上に対側の下腿を乗せると，膝関節が適度に進展され反射が出やすくなる（図19，図20A）．また，足を組まなくても，坐位のまま120度ぐらいに膝関節を屈曲させて，大腿の上に手を置けば，**大腿四頭筋の収縮を感じる**ことができる（図20B）．

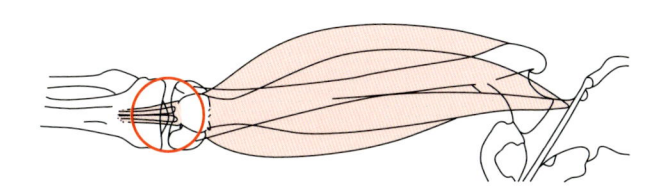

図19 ● 大腿四頭筋と膝蓋靱帯
大腿直筋は寛骨臼上縁から起こり大腿前面を下行し，腱となって膝蓋骨の上縁に付くが，膝蓋骨の下端から膝蓋靱帯となり脛骨粗面に付く．他の3つの大腿広筋は大腿骨前面あるいは粗面から起こり大腿直近と合わさり，膝蓋骨に付く．○が叩く部位

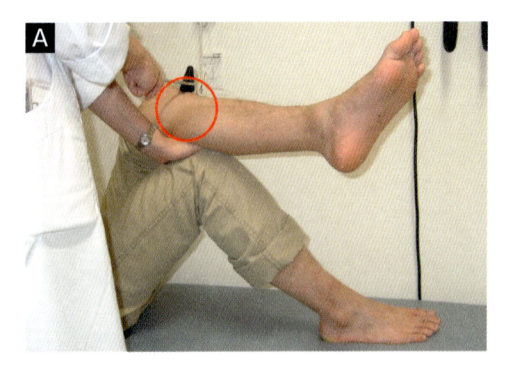

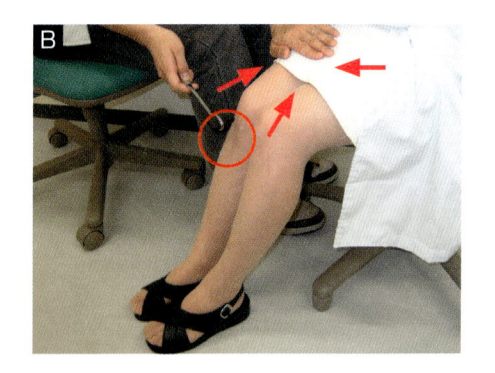

図20 ● 膝蓋靱帯（○部位）を叩き，大腿四頭筋の収縮を観察する（➡部位）

アキレス腱反射（反射弓：脛骨神経 ➡ L_5，$S_{1,2}$ ➡ 脛骨神経）

アキレス腱反射（図21）は足関節を少し背屈させて反射をみるが，**相手に完全に力を抜いてもらい，足関節が自由に動く状態にしておく**ことが大切である．反射が出にくいときはベッドの上などに膝で立つ姿勢をとらせるとよい（図22B）．

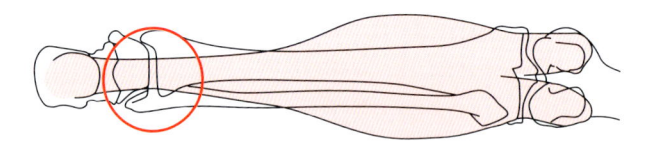

A）腓腹筋とアキレス腱

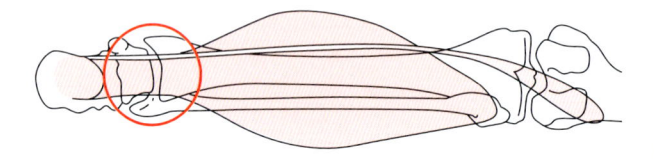

B）ヒラメ筋とアキレス腱

図21 ● 腓腹筋，ヒラメ筋とアキレス腱
腓腹筋は大腿上顆から起こり，下腿のほぼ中央でアキレス腱となるが，脛骨と腓骨の後面から起こり腓腹筋の深層に位置するヒラメ筋も，アキレス腱につながる．アキレス腱は踵骨の後部に付く．○が叩く部位

> ★ ポイント
>
> 反射によって手足が動くことを観察するのではなく，該当する筋肉の収縮が起こるのを観察することが大切．その結果として筋肉がつながる関節が動くことを忘れてはならない．

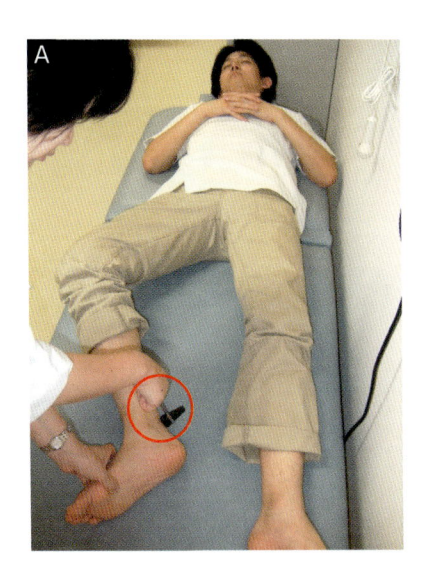

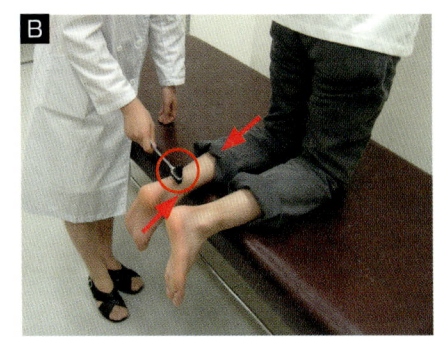

図22 ● アキレス腱（〇部位）を叩き，腓腹筋，ヒラメ筋の収縮を観察する（→部位）

参考文献

1）鈴木富雄，伴 信太郎：頭頸部の診察．診断と治療，90（2）：294-299，2002
2）「カラーアトラス眼底図譜 第5版」（松井瑞夫，湯澤美都子/著），日本医事新報社，2007
3）鈴木富雄，伴 信太郎：神経の診察．診断と治療，90（5）：798-800，2002
4）「ベッドサイドの神経の診かた 改訂17版」（田崎義昭，斎藤佳雄/著，坂井文彦/改訂），南山堂，2010
5）「解剖学講義 改訂3版」（伊藤 隆/著，高野廣子/改訂），南山堂，2012

Profile

鈴木富雄（Tomio Suzuki）
名古屋大学医学部附属病院 総合診療科
専門：総合診療，医学教育
メッセージ：ストレスの多い毎日，つらいこともあるかもしれませんが，ベッドサイドでは柔らかな優しい雰囲気をつくりたいですよね．その人が病室に入ると，空気がぱっと明るくなるような，そんな医師になれたら素敵だと思います．難しいことではありますが，そうありたいと心がけています．一緒にがんばりましょう．

医療面接・身体診察のあれこれ

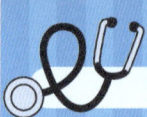

その7 神経学的所見7つのポイント

清水貴子

- 7 seriesは意識障害や認知症のスクリーニングに有用である．
- 瞳孔反射チェックに続いて眼球運動をみると効率的である．
- 顔面筋力・表情筋の診察は，病巣の局在診断に役に立つ．
- 筋固縮を検出するのに誘発法を利用する．
- Barré徴候に続いてsquattingで上下肢の粗大筋力をみる．
- 反射の重要性について認識する．
- つぎ足歩行検査は体幹・下肢機能のスクリーニングとして利用できる．

● はじめに

　診断における身体診察の重要性については議論の余地はないものの，全身の診察に加えて神経学的所見を効果的に検査するのは結構大変です．大切なことはもちろん頭の先から足の先までfull statusをもれなく正確にとることではありますが，限られた時間内に詳細な神経学的所見を得るのは困難な場合もあります．そんなときに役に立てていただけるよう，私自身が行っている短時間でチェックできる7つのポイントを示します．

　神経学的所見に限ったことではありませんが，身体診察では以下の項目が重要です．

> ① 救急疾患などのように時間がないときは，病歴より所見を優先する
> ② 左右を比べる（きちんとした基準がない場合は，神経支配が左右対称であることを利用する）
> ③ 診察の順序は上から下へ，右から左へ
> ④ 鍵となる所見を見落とさない

　④の"鍵"の意味は，正しい所見をとるためのちょっとした工夫，異常の有無や局在診断に役立つ欠かせない所見，という意味です．くり返しますが，神経学的所見は頭の先から足の先まで正確にとることが最も重要で，基本的に近道はないと思ってください．それを前提として，この項ではあえてポイントを絞っていますのでご了承ください．

神経所見7つのポイント

① 7 series

　7 seriesは意識障害や，認知症の検査としてよく知られています．被験者には100から7を次々と引き算することを指示しますが，まず「100−7はいくつですか？」と質問します．正解の場合，次の質問で「93−7はいくつですか？」とは聞かず，「そこからさらに7を引いたらいくつですか？」と聞くのがコツです．というのは，7 seriesは，単に計算能力を問うているわけではないからです．"7を引く"という指示は，くり下がりの答えになることが多いので，計算力としてもある程度の能力が必要ですが，それとともに集中力が要求されます．また次の計算をするのに自分が答えた数字を覚えていなければなりません．これがスクリーニングとして有用である理由で，7 seriesができれば少なくとも重大な意識障害や認知障害はなさそうと判断できます．

　意識障害や認知障害がある場合，「93−7＝86」で間違える頻度が高いといわれていますので，御自分で試みてください．正常であれば最後の"2"まで，50秒以内に計算が終わるはずです．

② 眼球運動

　瞳孔反射を検査するときペンライトなどの光を瞳孔に入れて反応をみますが，眼球運動障害の検査でもペンライトは有効です．光を見る際に，両側の眼球で目標を注視していれば，瞳孔の中央に光があたるので，眼球運動障害の検査が容易です．光が中央からずれている場合は，どちらかの眼に運動制限があることを示します．眼球運動障害があると多くは複視が出現するはずですが，片側の眼からの像を無視している場合には複視を訴えません．そのため，複視がなくても眼球運動障害がないことにはならないので注意が必要です．瞳孔反射の検査の続きで，眼球運動を診ましょう．

③ 顔面筋力・表情筋

　顔面筋は第7脳神経である顔面神経に支配されていますが，特徴は上部顔面筋が両側支配で，下部は片側性支配であるということです．核上性つまり，脳幹の顔面神経核より中枢に病変があるときは，前額部のしわ寄せは左右対称で眼輪筋は軽度の麻痺にとどまるのに対し，下部顔面には麻痺が強くみられます．

　一方，顔面神経核より末梢の核下性病変（末梢性顔面神経麻痺）では，片側の顔面表情筋がすべて障害されます．さらに末梢性顔面神経麻痺では，脳幹から出たあと順に，涙液の減少，聴覚過敏，舌前2/3の味覚障害に関連する神経が分岐し，最も末梢で障害されたときにのみに顔面表情筋の障害だけが生じます（図1）．このように顔面神経は，脳幹および頭蓋内の頭尾方向と水平方向における局在診断に有用です．

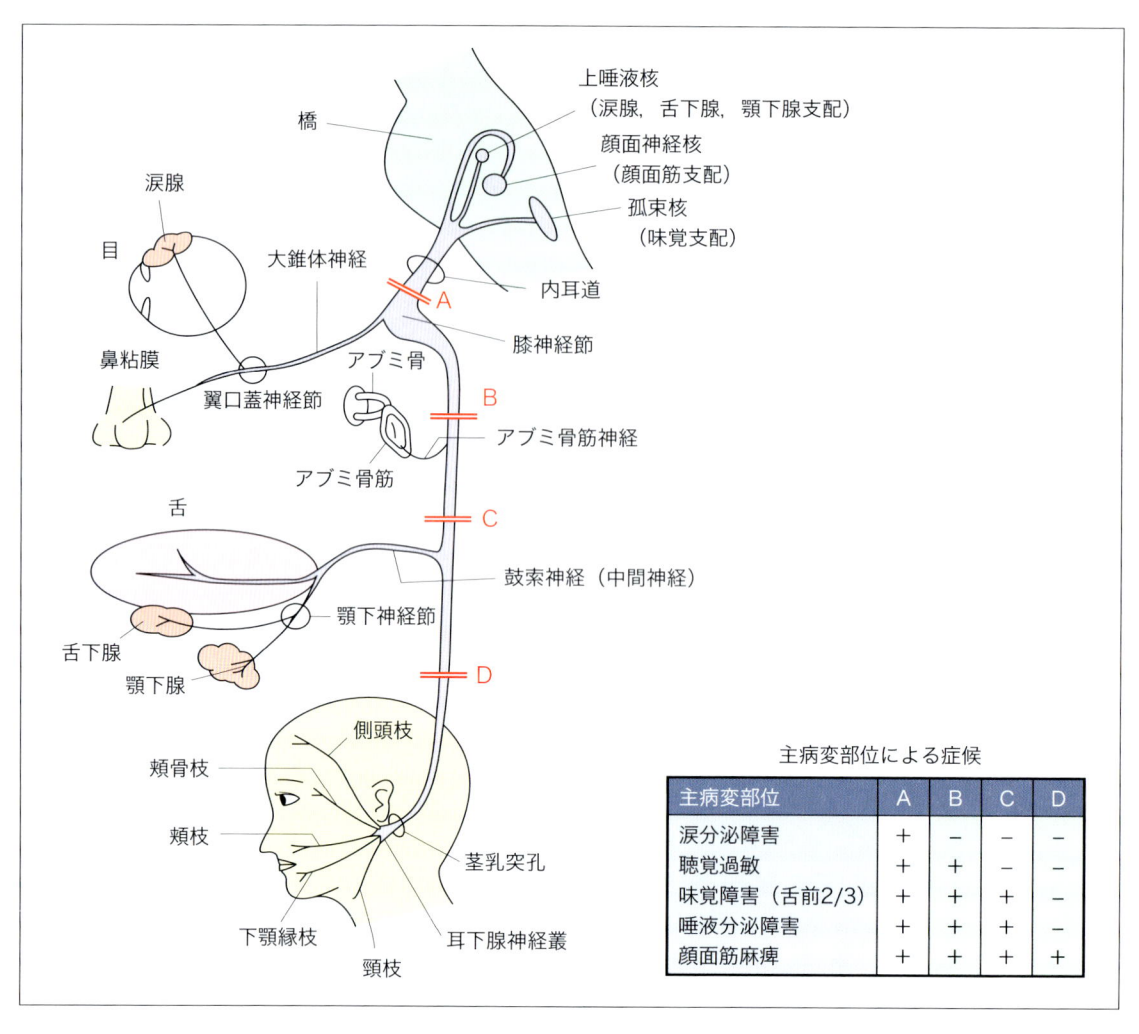

主病変部位	A	B	C	D
涙分泌障害	+	−	−	−
聴覚過敏	+	+	−	−
味覚障害（舌前2/3）	+	+	+	−
唾液分泌障害	+	+	+	−
顔面筋麻痺	+	+	+	+

図1 ● 顔面神経の分布と病変部位による症候
A〜Dのどこに病変があるかによって症候が変化する．文献1より引用

④ 筋固縮

　運動系の項目のなかで所見が得られにくい徴候のひとつですが，筋力低下とともに大切な情報です．筋緊張亢進には痙縮（spasticity）と筋固縮（rigidity）とがありますが，筋緊張は被験者が意識してしまうと関節の受動運動の際に，力が入ってしまって検査しにくくなりがちです．

　Parkinson症候群などでみられる筋固縮を上手に検出するために，induced rigidityという方法があります．患者さんに片方の手で手掌と手背で交互にすばやくまわして自分の膝をたたく膝打ち試験などをやっていただいている間に，もう片方の手の関節を他動的に動かします．膝打ち試験に注意をそらすことができて，関節の受動運動での歯車様の抵抗が感じやすくなります．

⑤ Barré 徴候，squatting（しゃがみ立ち）

　運動系として診察する項目は筋萎縮，④で述べた筋緊張，不随意運動，筋力，深部反射があります．このなかで，粗大筋力低下の観察法として有効なのが，Barré 徴候です．上肢 Barré 徴候陽性（図2）とは手のひらを上にして両腕を肩の高さまで水平に挙上した姿勢を保持すると，障害があればゆっくり回内・下垂することです．下肢 Barré 徴候（図3）は，腹臥位で両側の膝関節を90°程度に挙上して，落下するかどうかをみます．下肢に関しては仰臥位で両側下肢を挙上させ，股関節・膝関節を90度で屈曲させて空中での保持力をみる Mingazzini 徴候（図4）もあります．

　上記の4）と座位での Barré 徴候を坐位で診察したあと，立てる方には手を使わずに椅子から立ち上がっていただくと，下肢の近位筋の検査になります．支えないと立ち上がれない場合は下肢近位筋に軽度の筋力低下があるかもしれません．上肢の Barré 徴候を立位

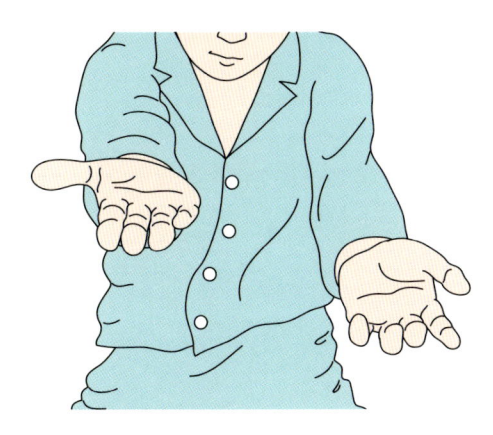

図2 ● 上肢 Barré 徴候
文献2を参考に作成

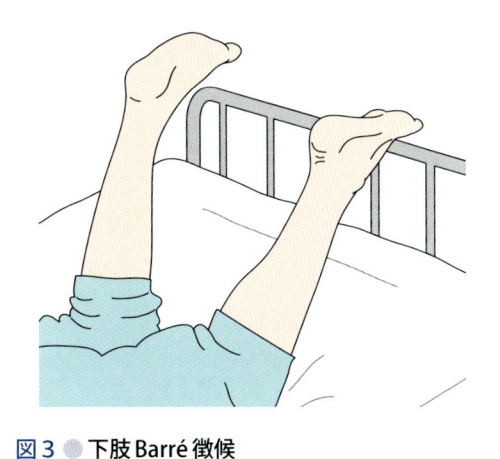

図3 ● 下肢 Barré 徴候
90度に挙上し，左側が落下してきた状態．文献2を参考に作成

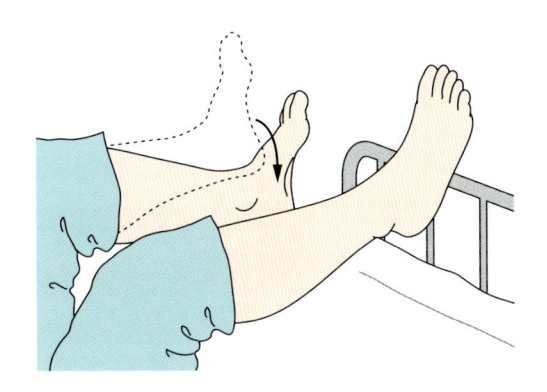

図4 ● 下肢 Mingazzini 徴候
左側が下垂して，外旋し，左側の麻痺が考えられる．文献2を参考に作成

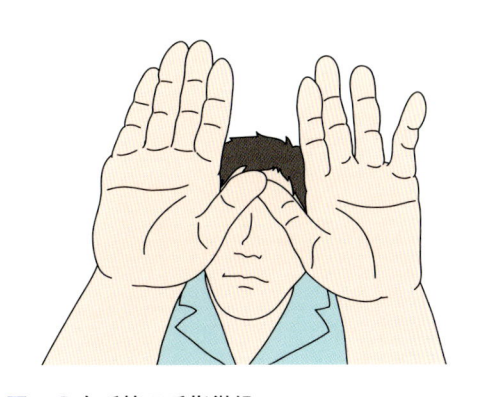

図5 ● 左手第5手指徴候
手掌を下向きにして，両上肢を肩の高さまで挙上する．図では左の麻痺があるので左第5指が外側に徐々に開く．文献2を参考に作成

で検査し，そのままsquattingをして下肢の筋力をみるのも一法です．しゃがんだ姿勢から立ち上がるのが困難だとより軽微な近位筋筋力低下を検出できます．遠位筋の筋力低下があれば，しゃがんだときに姿勢を支えられず，後方に転倒してしまいますので，スクリーニングとして有用です．

また上肢のBarré徴候に引き続き，今度は手掌を下にします．麻痺があると麻痺側の第5手指が外側に開く第5手指徴候が出現しますので，軽度の麻痺を見つけるのにはさらに有効でしょう（図5）．

⑥ 反射

反射を有効に使うことの意味について，対光反射を例にとって考えてみます（図6）．反射弓は入力神経，反射中枢，出力神経で成り立っています．対光反射の入力は視神経で，瞳孔に入った光を中脳にある反射中枢（Edinger-Westphal nucleus：E-W核）に運び，出力神経である動眼神経の副交感神経が，眼球の縮瞳筋を収縮させて瞳孔を収縮させます．入力系の視神経は両側のE-W核に投射するので，片側の瞳孔刺激で両側瞳孔が縮瞳します．

なぜ反射が重要かというと，反射は入力神経，反射中枢，出力神経のすべてが正常でないと出現しない，逆にいうと**反射が正常に出現するということは，少なくともその経路において機能は保たれている**ということを意味します．脳幹における各種反射，特に瞳孔反

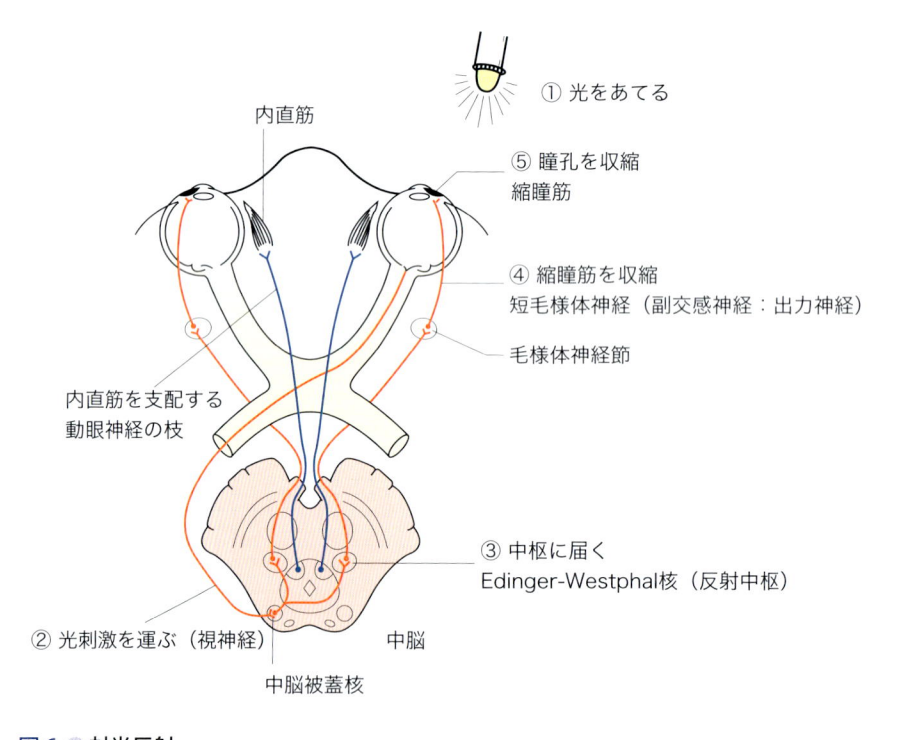

図6 ● 対光反射

射と称される対光反射，調節・輻輳反射，眼球頭位反射，網様体脊髄反射が保たれていれば，それらの中枢や経路の場所から考えて脳幹は少なくとも重大な障害がないと解釈でき，意識障害症例の重症度や責任病巣の診断に役立ちます．

反射弓の重要さは脳幹のみでなく，四肢深部反射においても同様です．神経所見はハンマーとともに進歩した，といわれることもあるくらいです．

⑦ つぎ足歩行（tandem gait）（図7）

つぎ足歩行は，一方の足のかかとをもう一方の足のつまさきにつけて，綱渡りのように一直線上を歩く検査です．運動失調の検査として大変有効ですが，それ以外にも下肢の左右差のある筋力低下や，麻痺，痙性歩行，またParkinson症状などの際にも不安定になります．立位歩行に関する体幹・下肢の機能をみるのに優れた方法だといえます．

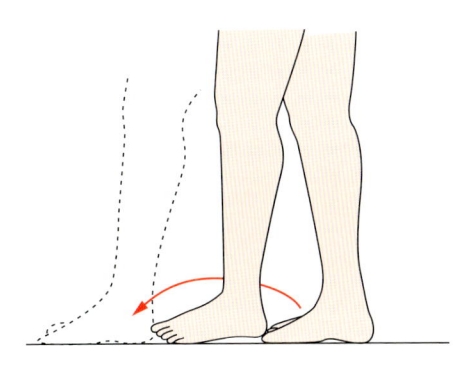

図7 ● つぎ足（tandem gait）

● おわりに

正確な神経学的所見は，病変の解剖学的局在と広がりを予想できます．それを画像などで確認することで，自分の所見を振り返ることもできます．ぜひ，日常診療でも指導医と一緒に神経学的所見をとって，徒手筋力テストの5段階のいくつなのか，反射の亢進とはどういう状態なのか，などの基準を会得してください．

文 献

1）脳神経の診方と所見の解釈．「目でみる神経学的診察法」（平井俊作/編），p33，医歯薬出版，1993
2）大鳥達雄，片山泰朗：片麻痺．「ベッドサイドの神経診断（2）」，Clinical Neuroscience，21（4）：399-401，中外医学社，2003
3）「ベッドサイドの神経の診かた 第17版」（田崎義昭，他/著），南山堂，2010

Profile

清水貴子（Takako Shimizu）
聖隷浜松病院 人材育成センター
専門：内科とくに神経内科
学生時代から，神経内科…ってなんてわかりにくいのだろう，ましてや神経学的所見は何度聞いてもわからないし…と思っている読者の方は多いだろうと思います．かくいう私自身もその1人でした．研修医時代に，病歴と神経所見で病気の場所や性質を推定し，見事に当ててしまう先輩に見習ううち，いつの間にか神経内科の道を選んでいました．その頃はMRIもなく，解像力の悪いCTだけでしたので，ことさらだったかもしれません．今はいくつかの仕事のなかでも，研修医の先生方に誘われて（誘って？）神経学的所見をとる時間が私の楽しみの1つになっています．日常の診察でも所見を厭わずとることで，技術は必ず向上します．ぜひその醍醐味を味わってください．

医療面接・身体診察のあれこれ

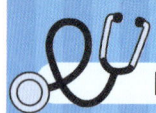

その8 眼の診察で診断力をUPしよう
～眼は口ほどに物を言う

松村理司

- 非特異的熱性疾患で両側結膜充血を認めれば，レプトスピラ症を考える．
- 急性閉塞隅角緑内障の眼所見は，初期研修医全員の必須学習対象である．
- 感染性心内膜炎の身体所見は，「昨日はなくても，今日はある」という代物である．

● はじめに

　鑑別診断の第1歩は，まず病歴だけで行う．その際，**疾患頻度の重みづけ**が重要である．ついで，**重症度・緊急度の重みづけ**が大切である．つまり，少々考えにくくても，重篤な疾患や緊急性のある病態なら存在感が大きくなる．同じ症候を呈していても，**鑑別診断のリストが「診療の場」によって多少変化する**ことも知っておきたい．

　鑑別診断の第2歩は，身体所見の追加による整理である．眼底診察や直腸診も省略しないことが求められる．「頭のてっぺんから足の爪先までの全身診察」を合い言葉にしたい．同時に，それに支えられた臨機応変な対応，いわば「**キラリと光る身体診察**」も，忙しい医療現場では欠かせない．身体所見は，「**検者の想定内のものしか見えず，また聞こえない**」と言われる．視診や聴診所見も，病歴上での鑑別診断に即してはじめて把握できるというわけである．「**身体診察前確率**」が重要だとも言える．

　眼の診察においても，上記と同様である．常日頃から眼をみようとする態度と，何のために眼をみるのかという考察の双方が欠かせない．本項では特に，鑑別診断に眼の診察がかかわってくる場合を，症例をみながら解説する．

● 症例①：両側眼球・眼瞼結膜の充血（点状出血）

　74歳の農婦．9月中旬，4日前から全身倦怠感あり．3日前から悪寒を伴わない38℃台の発熱，食欲不振，口渇感，乾性咳嗽が出現した．筋肉痛はない．

　血圧 105/60 mmHg，脈拍数 84/分 整，体温 39.2℃，呼吸数 30/分．両側眼球・眼瞼結膜が充血様（実は点状出血，図1）．眼痛はなく，視力低下はない．腓腹筋の把握痛はない．赤沈は 105 mm/h と高度に亢進．

　WBC 6,930/μL，RBC 349×10^4/μL，Hb 11.5 g/dL，Ht 32.1％，Plt 11.6×10^4/μL，

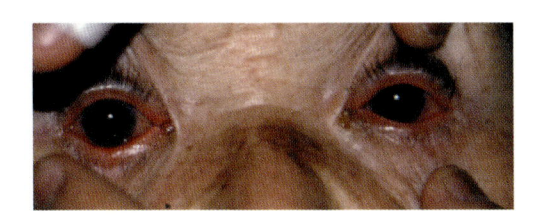

図1 眼球・眼瞼結膜
両側に充血（点状出血）が著明

CPK 22 IU/L，AST 127 IU/L，ALT 152 IU/L，LDH 395 IU/L，γ-GTP 73 IU/L，T-bil 1.4 mg/dL，D-bil 0.9 mg/dL，CRP 10.7 mg/dL，BUN 41 mg/dL，Cre 2.0 mg/dL，UA 7.0 mg/dL，Na 129 mEq/L，K 3.5 mEq/L，Cl 91 mEq/L．HCV抗体－，HBs抗体－，HA-IgM抗体－．尿検査：糖－，タンパク1＋，潜血2＋，赤血球 5～10/毎視野．胸部X線写真：異常なし．

> ★鑑別のポイント
>
> 「農婦，初秋，発熱，咳嗽，両側眼球・眼瞼結膜の充血，頻呼吸，肝・腎機能異常，血小板減少，赤沈の高度亢進」からレプトスピラ症，特に重症型（出血性黄疸：Weil病）を疑った．

比較的徐脈も矛盾しない．早速ペニシリンG 400万単位/日で治療を開始した．治療開始8時間後に悪寒が生じたが（Jarisch-Herxheimer反応），これはほかのスピロヘータ疾患の抗菌薬治療中にもみられるものである．結膜充血は3～4日で消退し，8日間の治療で完全寛解している．

初期に行った血液塗抹や血液，尿，髄液の培養でも診断がつかず，1～2カ月後の顕微鏡的凝集試験における抗体価上昇で，はじめてWeil病の確定診断がついている．Weil病は致死率もなお高く，確定診断に時間を要することもあるだけに，初診時の両側眼球・眼瞼結膜の充血が光った症例であった．

● 症例②[1]：片眼のみの瞳孔散大・対光反射消失・眼球結膜充血・角膜浮腫（混濁）

76歳の女性．主訴は，嘔気と頭痛である．午後11時半に家族に支えられながら，救急室を受診．昼に急に左前額部痛が出現している．夜になって「床の間の掛け軸が見にくくなった」と．本人・家族ともに脳出血を心配している．上気道症状，下痢，腹痛，四肢麻痺はない．降圧薬内服中．嘔気は強いが，嘔吐はない．意識清明．会話も可能．

血圧 136/88 mmHg，脈拍数 90/分，体温 36.5℃．項部硬直なし．胸・腹部に異常なし．四肢の筋力，感覚，深部腱反射も正常．

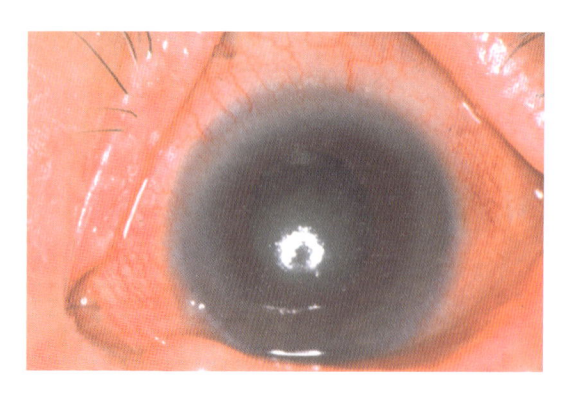

図2 ● 左 眼
瞳孔は中等度に散大・固定．対光反射なし．眼球結膜は充血，角膜浮腫（混濁）あり．文献1〔松村理司：悪心と頭痛で夜半に救急室を受診した76歳女性．JIM，13（6）：529-531，医学書院，2003〕図1より転載

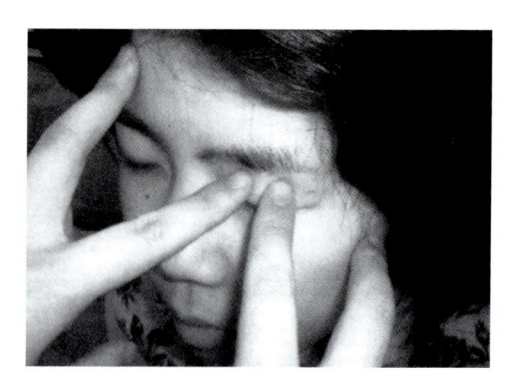

図3 ● 指圧法
両手の示指を用いて，患者の上眼瞼の上から眼球を圧迫．片眼ずつ交互に行い，抵抗の差を触知し，眼圧上昇を察知する．なお，被検者はモデルである．文献1〔松村理司：悪心と頭痛で夜半に救急室を受診した76歳女性．JIM，13（6）：529-531，医学書院，2003〕図2より転載

　嘔気と頭痛が主訴なので，脳血管疾患，特に脳出血が鑑別診断の上位にあがる．頭部CT検査を依頼したくなるが，脳出血にしては，嘔気だけで嘔吐はなく，意識は清明で，麻痺も全くないのが合わない．また，「床の間の掛け軸が見にくくなった」という眼症状も気になる．急性期の頭蓋内圧亢進は，視力障害を伴わないからである．ただし，椎骨脳底動脈系梗塞の場合に，片麻痺がなく，嘔気・嘔吐，回転性めまいや眼症状が前景に出ることがあることには留意する．次のステップは何か？

　眼をみよう．右眼は瞳孔4mmで，対光反射あり．左眼（図2）は瞳孔7mmで，中等度に散大・固定しており，対光反射なし．眼球結膜は充血し，角膜浮腫（混濁）あり．外眼筋運動に異常なし．視野欠損はないが，左眼だけで見てもらうと，「万華鏡を通して見ているよう」と．

> **★鑑別のポイント**
> 「左前額部痛，左眼のみの瞳孔散大・対光反射消失・眼球結膜充血・角膜浮腫（混濁）」から急性閉塞隅角緑内障を強く疑った．

　そこで，指圧法（図3）を試みたところ，左眼の抵抗の方が有意に大きかった．直ちに，眼科医にコンサルトとなった．

　急性閉塞隅角緑内障は，強い嘔気・嘔吐や頭痛が前景に出ることがある．眼症状は必ず伴っており，相当痛いのがふつうだが，意外に軽い場合があり，訴えないこともある．患者・家族も眼の病気だと思っていないと，救急室や内科を受診することになる．そこで腹部検査や頭部CT検査だけが行われ，眼の診察が疎かになると，「検査で異常はないので…」ということにもなりかねない．実際，そのようにして視力を失った患者は，これまでに多数いるのである．

症例③[2)]：両側眼瞼結膜の点状出血

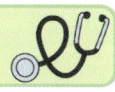

73歳の男性．1週間前，仕事（ミシンの製造・修理）で得意先を回っているときに，発熱と差し込むような腹痛を自覚した．帰宅後に水様性下痢と嘔吐をきたした．下痢はその日で治まったが，発熱と嘔気がその後も続いた．3日前には右足関節の疼痛・発赤・腫脹が出現した．2日前からは食事が全く摂取できなくなり，右足関節痛で歩行も困難となったため，救急室を受診，入院となった．意識清明．

血圧 120/70 mmHg，脈拍数 83/分 整，体温 38.2℃，呼吸数 20/分．右足関節に発赤・腫脹・熱感・圧痛（内顆）・可動痛あり．

WBC 9,800/μL，Alb 3.2 g/dL，CRP 17.63 mg/dL，BUN 23.9 mg/dL 以外に異常なし．右足関節X線写真でも異常なし．

とりあえず静脈血2セットで血液培養（血培）を行い，非ステロイド系抗炎症薬処方で様子をみることにした．第2病日の夜には40℃を超えたので，血培2セットを追加した．第3病日の朝，「先生，やっぱりおかしいですよ．昨晩，隣の部屋で寝ておられましたよ」との報告が看護サイドからあった．項部硬直は明らかではなかった．髄液検査を行うと，タンパク 71 mg/dL，糖 56（血糖156）mg/dL，細胞数 881/3（好中球81％，リンパ球18％）であり，細菌性髄膜脳炎が最も考えられた．頭部MRI検査を行うと，右頭頂葉に脳塞栓症を認めた．対座試験では，左下同名性四半盲であった．

> ★鑑別のポイント
>
> 「1週間以上続く発熱，急性単関節炎，意識障害，細菌性髄膜脳炎，脳塞栓症」から感染性心内膜炎を疑った．

当初の消化器症状との関連は不明である．

改めて「頭のてっぺんから足の爪先まで」身体診察を行うと，両側眼瞼結膜に点状出血を1個ずつ認めた（図4）．前日までなかった収縮期逆流性雑音（Levine II / VI）を聴取するようになったのは，第4病日である．最強点は心尖部にあり，腋窩に放散する．僧帽弁閉鎖不全症の出現である．第6病日に返ってきた血培の結果は，4セットとも陽性で，B群連鎖球菌（Group B Streptococcus：GBS，*Streptococcus agalactiae*）であった．

感染性心内膜炎を疑う際の身体診察では，眼底も含め眼の診察をはしょらない．1日に2回は行う．

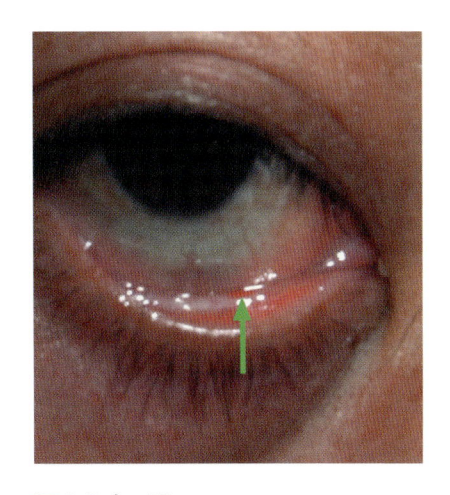

図4 ● 右 眼
眼瞼結膜に点状出血（→）を認める

● **おわりに**

　眼の診察が，診療現場でキラリと光った3つの症例を呈示した．ほかの身体所見と同様に，眼の所見も練達の指導医によって指摘されることがふつうだが，学習内容はほかの多くの研修医や若手医師にもぜひ伝達してほしいものである．身体所見が仲間で容易に共有されるようになれば，「画像診断がかくも高度になった現代には，身体診察なんて意義が薄い」という暴論は消滅するに違いない．

文　献

1) 松村理司・椎木創一：悪心と頭痛で夜半に救急室を受診した76歳女性．JIM, 13（6）：529-531, 2003
2) 松村理司, 他：神出鬼没な所見と行動は…．JIM, 16（3）：189-192, 2006

Profile

松村理司（Tadashi Matsumura）
洛和会ヘルスケアシステム 総長
専門：総合診療・呼吸器科・医学教育
2011年の東日本大震災では約2万人の方々が亡くなりました．すでに突入した超高齢社会ですが，年間に160万人に及ぶ方々が老病死する時代を迎えます．総合的臨床力は磨きすぎるということはありません．

医療面接・身体診察のあれこれ

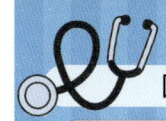

その9　カッコよく耳鏡を使ってみよう

土田晋也

- マイ耳鏡を買って耳鏡を日常診療でもっと活用しよう．
- 正確に鼓膜所見をとるためにツチ骨と光錐を確認しよう．
- 中耳炎は自然治癒することが多い．過剰診療にならないよう気をつけよう．

● はじめに

　日本では中耳炎は耳鼻科医がみるものとされ，一般医は中耳炎診療を伝統的に忌避してきました．背景には，①耳処置には特別な器材が必要，②処置に時間がかかる，③明確な診断基準や診療指針がない，といった誤解があったように思います．本項は，それらがいずれも違うとわかってもらうために書かれています．伝統を変えるのは若いあなた方しかいません．日常診療にどんどん耳鏡を活用してもらいたいと思います．

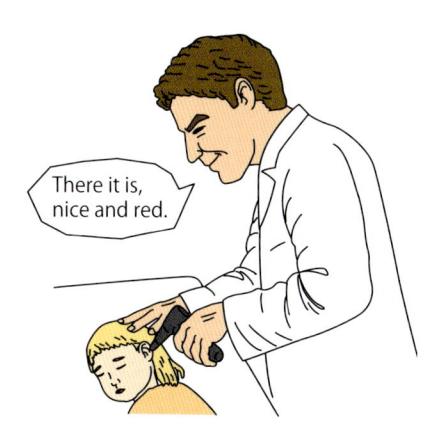

There it is, nice and red.

ER 緊急救命室　ロス先生

　『ER 緊急救命室』（以下 ER と略）という海外ドラマはご存知でしょうか．
　ER は米国で1994年から2009年にかけて放送された人気テレビドラマシリーズです．私は1996年から米国テネシー州に留学していたのですが，そのマシンガントークの英語についていけず，1998年に帰国してからNHKで放映されていたERを見てファンになりました．
　今回は，ジョージ・クルーニー扮するロス先生（役職は小児ERのフェロー）の診察シーンを取り上げて「カッコよく耳鏡を使ってみよう」について解説を試みてみます．

症例1（ER 第1シーズン，エピソード1から）

　年齢1歳，女児．
　夜間泣き止まないからと母親に連れてこられロス先生の診察を待っている．体温38.5℃．ロス先生が登場し，一通りの医療面接をしてから壁掛けの光源付き耳鏡を使って口腔内所見をみる．次に，左耳をみたところでニヤリとして母親に告げる．"There it is, nice and red. She

has otitis media. She'll be fine"(やっぱりな，耳が赤いよ．急性中耳炎だな，すぐによくなる．心配ないよ)

小児科外来において中耳炎は風邪に次ぐcommon disease

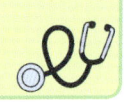

　日本ではまだ一般的でないですが，米国の小児科医は子どもの診察時に耳も必ずみるようにトレーニングされます．ロス先生のように研修医のころから耳をみることを習慣にしておけば，泣き方をきいただけで「急性中耳炎じゃないかな」と予測できるようになるものです．"There it is, nice and red. She has otitis media. She'll be fine" 一度は言ってみたいセリフですね．

　さて，小児科外来において中耳炎は風邪に次ぐcommon diseaseと言われていますが本当でしょうか．ロス先生の米国ではたくさんの臨床研究がありますが，日本ではちゃんとした研究は見当たりませんでした．そこで，私たち日本の小児科開業医が行った共同研究結果を紹介します[1]．季節による変動はありますが，外来患者の5人に1人には何らかの鼓膜所見があり，15人に1人は急性中耳炎でした．この調査期間中に診断した急性中耳炎は，溶連菌感染症の6.7倍，インフルエンザ（この年は新型AH1N1の年）の0.33倍でした．日本においても急性中耳炎はまさしく小児科外来のcommon diseaseだったのです．

日本の一般医も耳鏡をもっと活用しましょう

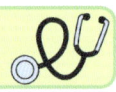

　日本の小児科医を含む一般医にとっても，急性中耳炎と診断できることが大切であること，わかってもらえましたでしょうか．続いて，一般医の診療スタイルを維持しながら手際よく耳鏡を使うコツについて私のやり方を紹介します．

　まず，自分用の耳鏡を購入しましょう．高額な内視鏡や電子スコープは必要ありません．ウェルチ・アレン社製拡大耳鏡マクロビュー™はお手頃価格で使いやすい耳鏡です．ペンライトのようにポケットサイズとはいきませんが，分解して持ち運べばどこへでも携帯可能です．喉もこれでみるようにすると診察はスムーズにいきます（図1）．ロス先生の米国でも，喉も耳鏡でみることが多いみたいです．

　続いて，耳をみます．乳幼児ならば，必ず保護者か介助者の膝の上．保護者には患児の両手・両足を抑制してもらいましょう（図2）．介助者に

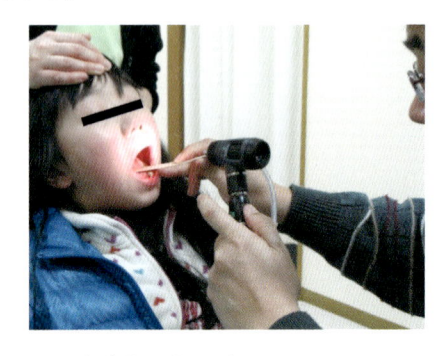

図1 ● 喉もマクロビュー™でみる
文献2（土田晋也：一般医のための耳・鼻診察法．「特集 耳・鼻・のどのトラブル対応 耳鼻咽喉科コンサルテーションをする前に」，JIM, 22：514-516, 医学書院，2012）より転載

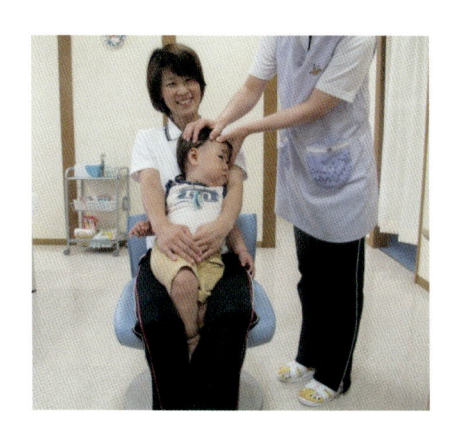

図2 ● 乳幼児の耳をみるときの固定法

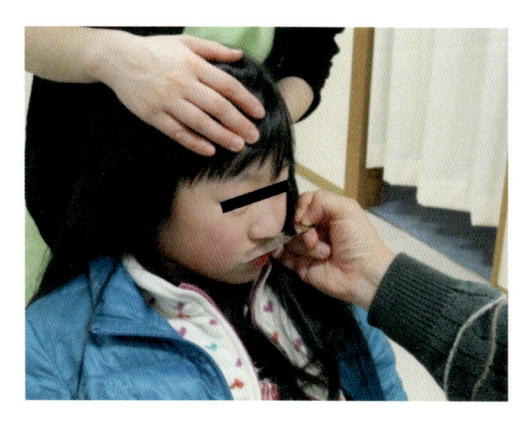

図3 ● 鼻閉の有無の確認法
文献2（土田晋也：一般医のための耳・鼻診察法．「特集 耳・鼻・のどのトラブル対応 耳鼻咽喉科コンサルテーションをする前に」，JIM，22：514-516, 医学書院, 2012）より転載

は突然の頭の動きを抑制し，余裕があれば頭を押さえていない方の手で耳穴を広げてもらいましょう．

　診察用椅子は事務用でいいですが，ある程度の重量があり背もたれが付いたものが安心です．
　次に，ステンレス製の板状舌圧子を鼻にかざして鼻閉の有無を確認しましょう（図3）．鼻閉があればマクロビュー™を使って鼻腔も覗くといいでしょう．
　耳だけではなく喉，鼻もマクロビュー™を活用してみるようにしましょう．1分以内で喉，耳，鼻まで観察可能となります．ルーチンで観察するように習慣づけておけば，正常と異常の判別は即座にできるようになります．

耳垢・耳漏処置に必要な器具と手技（図4）

　小児の鼓膜所見をとるためには耳垢・耳漏処置が欠かせません．

耳垢処置：ウェルチ・アレン社製光源付き額帯鏡（ルミビュー™など）で直視下に耳垢セッシなどで取り除きます．
耳垢セッシ：耳垢の処置に必須です．永島医科器械社の深美式などがあります（①）．
耳漏洗浄：耳漏は放置すると外耳道炎を起こします．耳洗浄用シリンジ（1 mLシリンジにJMS社製プラスチックカニューラ™を装着したもの，②）を使って微温水で洗浄しましょう．清拭は薄いカット綿を短冊状にした自作綿（③）をセッシでつまんで行ってください．

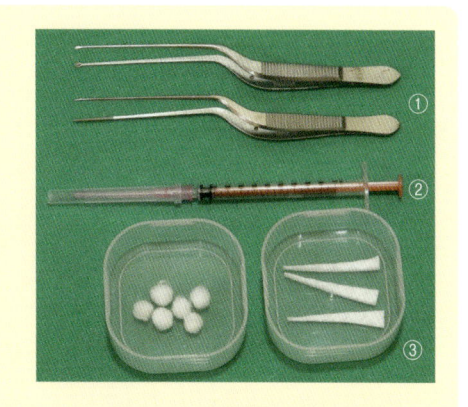

図4 ● 耳垢・耳漏処置に必要な器具

その9　カッコよく耳鏡を使ってみよう

耳鏡の使い方と鼓膜所見のとり方

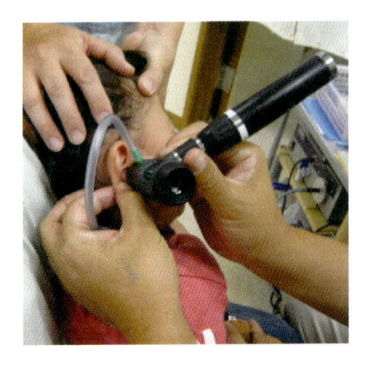

自分用の耳鏡を購入したならば，日常診療でできるだけ多くの正常鼓膜をみるよう心がけてください．

持ち方は図5のように持つと，持ち手の部分が邪魔にならず小さい子には便利です．欠点は，左耳をみるときには左手に持ちかえる必要があることです．

鼓膜所見をとるためには，正常所見と解剖を頭に入れておく必要がありますが，一般医に必要な解剖所見は2つだけです．ツチ骨と光錐を覚えてください（図6）．

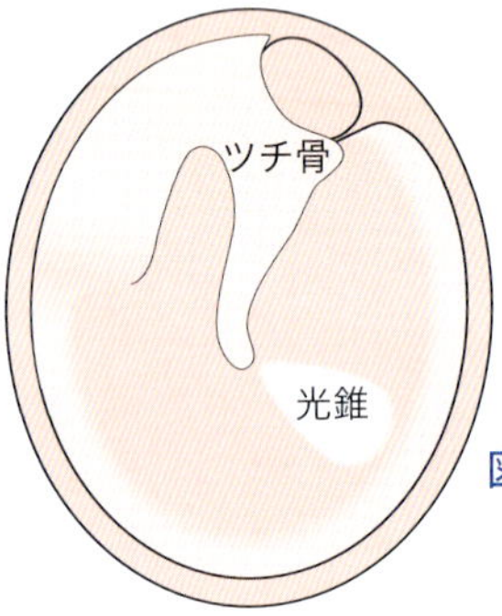

ツチ骨は見えている部位が鼓膜である証拠，ランドマークです．ツチ骨の輪郭から鼓膜の膨隆の程度を判断します．光錐は硬性耳鏡の光源の反射像なのですが，光錐が見えれば見えている部位が鼓膜である証拠，これもまたランドマークです．

最初にお勧めしましたマクロビュー™は手ごろな値段で使いやすいですが，内視鏡や硬性耳鏡と較べると視野が狭いという欠点があります．初心者の間は鼓膜を見ていると思って実は外耳道後壁を見ていることが多いです．間違いなく鼓膜を見ているのか，常に疑う癖をつけてください（図7）．鼓膜であればツチ骨の輪郭，あるいは光錐が見えるはずです．送気球（「その4」，35ページ参照）で空気圧をかけて鼓膜の可動性を確認してもOKです．ただし，鼓膜膨隆が強い急性中耳炎では，ツチ骨輪郭・光錐ともに不明瞭（症例2参照）となり鼓膜であることの確認が難しくなるので要注意です．

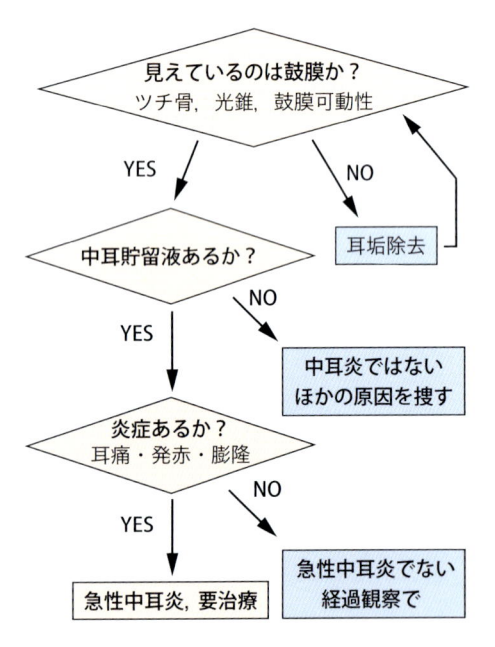

次に，中耳貯留液の有無を判断してください．鼓膜の膨隆，色調，混濁（瘢痕や肉芽ではない），鼓膜背面の液面・水胞，送気球で空気圧をかけたときの鼓膜可動性から判断します．正常鼓膜を見慣れてくると瞬時に判断できるようになります．

中耳貯留液がありそうならば，次は，炎症の有無を判断します．炎症があれば急性中耳炎で要治療，炎症がなければ急性中耳炎ではなく経過観察です．実際の臨床はもう少し複雑ですが，研修医の皆さんはこの考え方で大丈夫です．

炎症症状とは耳痛または耳痛徴候．炎症所見とは強い

図5 ● マクロビュー™の持ち方

図6 ● 一般医に必要な鼓膜所見は2つだけ

図7 ● マクロビュー™による鼓膜観察

鼓膜の膨隆または発赤，鼓膜面の水泡・膿胞，耳漏などのことです．鼓膜の充血による中程度〜軽度発赤は，単に涕泣や耳垢処置によることも多いので過剰診断に注意してください．

急性中耳炎と診断したときのトリアージ

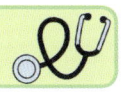

さて，急性中耳炎と診断できたらその次にどうするか．診断後のトリアージについて解説しましょう．

レベル1（即日入院）

急性中耳炎単独で高熱をきたすことは稀です．鼓膜所見はあるが感冒症状を欠く発熱，高熱（3〜11カ月児≧38.5℃，12〜36カ月児≧39.0℃）をみたらハイリスク群として中耳炎以外のフォーカスを捜してください．判断に迷うときには，血液検査（WBC数，CRP値）や検尿が有用です．それでもし，乳様突起炎，尿路感染症，肺炎，菌血症，細菌性髄膜炎を見つけたら専門医に任せて即日入院です．

レベル2（必ず翌日再診）

受診時にレベル1が除外できれば抗菌薬なしで経過観察できます．ただし，耳痛が持続したり，38.0℃以上の熱が続くときは必ず翌日再診を指示しておきましょう．鼓膜所見が悪化していれば抗菌薬投与が必要です．乳様突起炎を疑う所見があれば，直ちに専門医へ紹介しましょう．

レベル3（3〜4日後に再診でOK）

経過がよくても3〜4日後に症状・鼓膜所見の改善を確認するといいです．保育園に入園して間もないようなケースでは，何度か中耳炎をくり返すことがあるかもしれないことを事前に説明するといいでしょう．

症例2：中耳炎の鼓膜所見（右鼓膜，カールストルツ™ 硬性耳鏡で撮影）

症例A
症例　1歳0カ月，男児
中耳貯留液を認めるが，膨隆，発赤はともに軽度．ツチ骨の輪郭はまだ確認できるが，鼓膜は混濁し光錐は不明瞭になっている．鼓膜可動性は良好．

→この程度の炎症所見（図8）ならば，耳痛などの特異的な症状がなければ急性中耳炎と診断しない．たいていは抗菌薬を投与せず慎重な経過観察のみで大丈夫である．

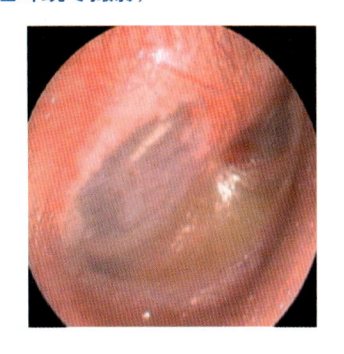

図8 ● 右鼓膜所見

症例B

症例　1歳5カ月，男児
鼓膜全体の膨隆と発赤を認め，ツチ骨輪郭がわかりにくくベーグル状になっている．鼓膜は混濁し光錐は不明瞭．鼓膜可動性も低下．

→高度の炎症所見（図9）があり急性中耳炎と診断する．年齢，発熱・耳痛などの臨床症状を加味して直ちに治療方針を決定する（文献3参照）．

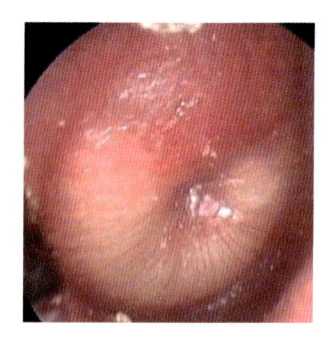

図9　右鼓膜所見

文献・推薦図書

1) 土田晋也：恐れず，侮らず「急性中耳炎」を診るためのコツ．日本小児科医会会報，42：15-17，2011
2) 土田晋也：一般医のための耳・鼻診察法．「特集 耳・鼻・のどのトラブル対応 耳鼻咽喉科コンサルテーションをする前に」，JIM，22：514-516，2012
3) 小児上気道炎および関連疾患に対する抗菌薬使用ガイドライン：
http://www004.upp.so-net.ne.jp/ped-GL/GL1.htm

　　以下の3文献は，「かっこよく耳鏡を使いたい．でも耳鼻科医にはならない，一般医のままがいい！」という人のための推薦図書です．

4) Kerschner JE：Otitis media. In: Nelson Textbook of Pediatrics 19th ed.（Kliegman RM, et al, eds），pp2199-2213, Elsevier Saunders, 2011
5) Otitis media in infants and children 4th ed.（Bluestone CD & Klein JO），B. C. Decker, 2007
　　↑日本には中耳炎の定義や診断基準に対する合意がまだありません．耳鼻科医の間でも診断が異なっているのが実情です．忙しい日本の一般医にとっては，米国流の診断基準が明確で実用的でしょう．
6)「内視鏡画像による急性中耳炎・鼓膜アトラス」（森山 寛/監，上出洋介/著），メジカルビュー社，2005
　　↑ファイバースコープや硬性耳鏡によるアトラスが出版されて大変参考になります．ただしマクロビュー™の視野は狭く，このアトラスと同じには見えないことに留意してください．1つの視野で鼓膜全面を見られないので，いろいろ方向を変えてできるだけ鼓膜全面を見る必要があります．

Profile

土田晋也（Shinya Tsuchida）
つちだ小児科
平成15年に小児科開業医となりました．地域の子どもたちのかかりつけ医になりたいと思ったからです．そのためには，耳・鼻も含めた全身をみれる小児科医にならなければと思っています．平成23年には病児保育所も併設し，子育て支援にも力をそそいでいます．

医療面接・身体診療のあれこれ

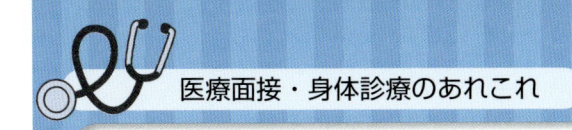

その10 患者さんの問題点を見極めよう！
～Gから始まるABC！

濱田久之

- 臨床現場における問題は複雑であるが言語化することからすべては始まる．
- テーマを決めて問題点を議論することが重要である．
- 患者さんの問題点は複雑ではあるが，付箋を使用し，短時間に整理する方法がある．

● はじめに

　"患者さんの問題点を的確にあげなさい！" "君が何を言いたいかわからない．まずは，プロブレムリスト作って，持ってきなさい！"と，カンファレンス，回診で怒られるあなた，"そのことは，今重要じゃないでしょう．ところで，＊＊についてチェックしてみた？" "あっ…すいません，全然考えていませんでした"と，いつも"うっかり"のあなた，がっかりすることはありません！問題点の整理のしかたを工夫すれば大丈夫．

　本項では患者さんの問題点をどのように抽出し，整理していくのかについて解説します．

● 問題点の問題点

　日常の診療で，問題点を抽出したり，プロブレムリストを作ったりする作業は，医師であり続けるためには，これから一生行わなければなりません．それをうまくできるかどうかは，仕事の能率，治療の選択・結果やあなたの評価にかかわってくる大事な作業です．

　そして，何よりも，現在の診療方式は，POS（problem oriented system）に代表されるように"問題点をあげることができる"ということが前提となっています．EBM（evidence based medicine）にしても同様で，最初のステップは目の前の患者さんがもつ問題の定型化です．教育ではPBL（problem-based learning）が重要視されています．つまり，患者さんの問題点を見つけないと現代医療のすべてが始まらないのです．

　しかし，自分があげた問題点が，本当に今の病態の問題点であるのか？患者さんが問題とする点と患者さんの病態の問題点が一致するのか？指導医間でも問題点のとらえ方に相違がある？問題点の抽出のしかたなんて人それぞれ？そもそも，問題点の定義って何よ？…など疑問に感じる方も多いでしょう．

　問題点の問題点は，尽きませんが，ここでは整理に役立つ1つの考え方を紹介します．

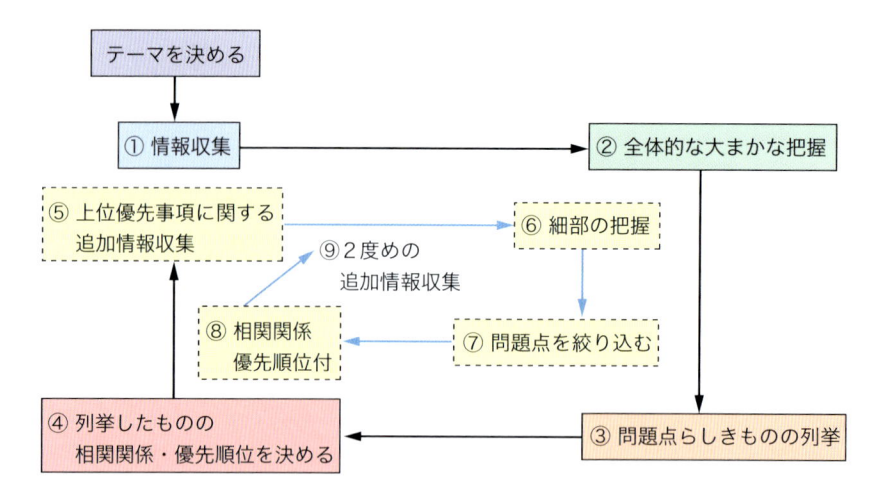

図1 患者さんの問題点（病態の問題点，診療時の問題点，患者さんの社会背景等の問題など）を抽出する作業の流れ
情報収集から優先順位を決める一連の作業は，何度もくり返されることにより問題点が鮮明となっていく

話を先にすすめましょう！

作業の流れ

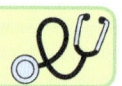

　多くの医師は，患者さんの問題点を抽出するときに，まずは，テーマを決めます．入院初期の病態，入院中期の治療方針の変更，退院にむけての準備など，何の問題点について論じるかをはっきりさせる必要があります．テーマを決めたら次の作業は，

　① 情報収集
→② 全体的な大まかな把握
→③ 問題点らしきものの列挙
→④ 列挙したものの相関関係・優先事項を決める

という流れです．この作業は1つのテーマを考えるときにくり返し行われます．

　⑤ 上位優先事項の追加情報収集
→⑥ 細部の把握
→⑦ 問題点を絞り込む
→⑧ さらに相関関係を考え直し，優先順位を絞り込む，

というように何度もくり返されて，解決すべき問題点がより鮮明になります（必ずしも，1つの問題点を抽出することが目的ではない）（図1）．今回は，この流れに従って，作業のポイント，Gから始まるABC（図2）を解説します．

① 情報収集

G：Google™する
検索資料や教科書にざっと目を通す

H：Hear & History
患者さんだけでなく，家族，看護師などからも情報を集めるなど，聞く技術を磨く

② 全体的な大まかな把握

A：Atomosphere（雰囲気）
患者さんの今の雰囲気を感じとる

B：Base
基礎疾患の状態がどうなのかを毎日把握しておく．診療録を開く際，全病名を確認する

④ 相関関係・優先順位

F：Figure
列挙事項の相関図をつくる

③ 問題点らしきものの列挙

C：(No) Choice
選択しない．思いつくものは何でもあげる．付箋を用いる

D：Decision
時間を決めて，迷わず，決断する

E：Environment
患者さんの社会的背景に注目する

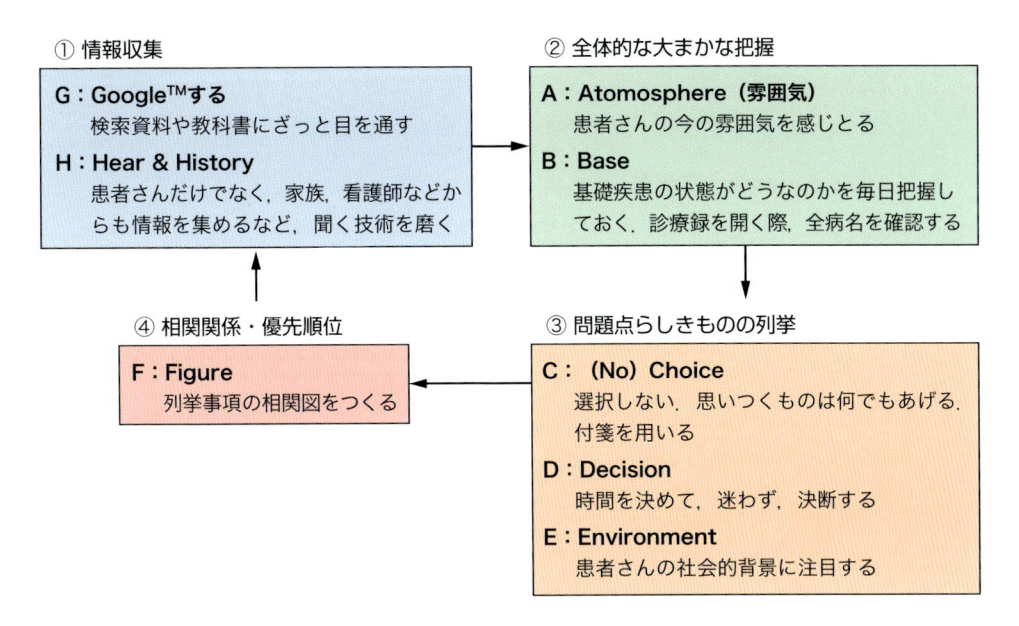

図2 ● 問題点を抽出する際のポイント：Gから始（H）まるABC

問題点を抽出する際のポイント

① 情報収集（G，H）

　研修医の仕事のなかで，何ごとにおいても情報収集が最も大事なことです．病棟に張りつく研修医の情報は非常に貴重で，ときに，診療チームの重要な決断の材料となります．基本的に情報は，複数の情報源から，できるだけ大量に入手することが大切です．

G：Google™

　「I will google」と言って，患者さんに会う前に，文献検索をする研修医を北米でよく見かけました．Google™は動詞になっているようです．まずは，手持ちの本（イヤーノートでもかまいません）や医学用の検索マシーンで，一般的な知識を得る必要があります．

H：Hear & History

　情報収集の最も重要なツールは，あなたの耳です．患者さんの話をきちんと聞けば80％以上の診断がつくという報告があります．聞くことは技であり，日々訓練すればするほどそのスキルは上がってきます．病歴に関してだけでなく，日々の，患者さん情報の収集には，患者さんだけでなく，看護師やほかのメディカルスタッフからの情報，家族からの情報は欠かせません．さらに，重要なのは質問することです．何を質問するかはあらかじめGoogle™したときにメモしておきましょう．

② 全体的な大まかな把握（A，B）

研修医の先生がよく陥る失敗は，木を見て森を見ず，つまり1つの点にこだわりすぎて，患者さんの全体や病態の全体の把握ができなくなることです．

A：Atmosphere（雰囲気）

患者さんが落ち着いているか，落ち着いてないか，今日変化がないか，あるかなどの雰囲気を感じとることは非常に重要です．また，ある懸案事項について，急ぎか，急ぎでないかを判断することは大事です．"雰囲気的にマズイ"と指導医に報告すると怒られますが，常に自分の五感を研ぎ澄まし感じることは大事です．

B：Base

基礎疾患の状態がどうなのかを毎日把握しておきましょう．その患者さんに何らかの予期せぬ問題が起こる場合，基礎にある疾患との関連から発生することは非常に多いと思います．診療録を開くときに，毎回患者さんについているすべての病名（既往歴も含めて）に一瞬でもいいので目を通しましょう．病態の全体を把握するヒントになるはずです．

③ 問題点らしきものの列挙（C，D，E）

POSでは，基本的に思いついた順番にプロブレムをあげていきます．病名であったり，所見であったり，既往歴であったり，社会的な問題であったり．その際，ActiveかInactiveかに分けます．どのような方式でプロブレムをあげるかは，各施設の作法みたいなものもあるので，指導医と相談してください．ポイントとして，次の項目があります．

C：(No) Choice（選択しない）

問題となるような気づいた点をできる限りあげる．そして，書き出すことが大切です．付箋を用いたりすると便利です．

D：Decision（決断力）

2分なら2分，5分なら5分と時間を決め集中して自分にプレッシャーをかけて，迷わず，エイ！とひとつひとつ決断しながら，書き出しましょう．

E：Environment（環境を考える）

患者さんの社会的背景や家族との関係，退院後の治療環境などの患者さんを取り巻く環境を考えましょう．

④ 相関関係・優先順位を決める（F）

F：Figure（相関図を描く）

抽出した事項を並べ，相関関係を考えながら配列を変えていきます．付箋であれば自由自在に位置を変えることができます．そこで，何が重要かを考え，今やるべきことの優先順位を決めましょう．二次元的に，緊急性，重要性などと分けるとわかりやすく整理できます．

【例】指導医が退院を考慮している患者さんに対して,研修医が,何が問題点か把握できていなかった例

(回診で,部長より,そろそろAさんの退院を考えて,と言われた.)
回診後,病棟での研修医と指導医の会話

研修医:Aさんがなかなか退院できなくて困っています.病棟医長からも早く退院させるように言われました.

指導医:入院待ちの患者さんが多いからね.まず,Aさんは,なぜ退院できないと思っているの?

研修医:嚥下機能が悪いのが退院を遅らせているんです.しょっちゅう誤嚥性肺炎を起こして….それと,ここ数日食事がとれてなくて.

指導医:嚥下機能が悪いから退院できないという訳ではないんじゃ?また,このまま入院を続ければ嚥下機能が劇的に改善するの?

研修医:そういうことはないと思います.

指導医:それじゃあ,食事がとれてないことと嚥下機能の低下は,関連性あるのかなあ?食事がとれなくなった原因は考えた?

研修医:あ…,考えてませんでした.

指導医:嚥下のリスクがあるから,退院不可能となるわけじゃないよ.退院ができない理由は,ここ数日食事がとれていないことではないの?その原因を探して解決へ努力することが担当医の仕事でしょう?

(事例は文献5を参考に作成)

しょんぼりする必要はありません.Gから始まるABCを実践してみましょう!

【実践例】

研修医:患者さんがなかなか退院できなくて困ってるので相談にのってください.
(もちろん,相談する前に情報収集)

Google™:文献検索の結果,くり返す誤嚥性肺炎の原因を調べた.
Hear:師長さんより:在院日数が長くなっている.来週になると満床で予約の患者さんが入院できない.
看護師さんより:食事再開後の誤嚥は今のところない.
退院の話をすると元気がなくなる.
家族より:面倒をみている長男夫婦は共稼ぎで,家で看ることに不安.
本人:帰りたい,でも….
Atmosphere:ここ2〜3日食事量が普段の6割程度になっており少し元気がない.バイタル,検査データの変化はない,本人が急いで退院したいと強く訴えている訳ではない.
Base:今回は誤嚥性肺炎で3週間前紹介入院となっている.紹介状には,陳旧性脳梗塞,高血圧,境界型糖尿病,胃食道炎の診断名が記載されているが,当院では詳細には調べてない.

【Google™】誤嚥性肺炎の原因に器質的,機能的なものがある

【Google™】誤嚥性肺炎の治療選択に胃瘻がある

【Hear：師長】来週になれば満床となる

【Hear：看護師】今のところ誤嚥なし 退院の話をすると元気がなくなる

【Hear：家族】在宅治療の家族の不安

【Hear：本人】本人はできれば退院希望

【Base】誤嚥性肺炎

【Base】胃食道炎

【Base】高血圧

【(No) Choice】嚥下機能低下？

【(No) Choice】入れ歯の不具合？

【Environment】要介護認定の申請はしていない

【Environment】3カ月前に妻死去し長男夫婦と同居

【Base】陳旧性脳梗塞

【Base】境界型糖尿病

【Atmosphere】緊急性はない

【Atmosphere】3日前より食事量が落ちている

図3 ● 誤嚥性肺炎で入院した患者さんの退院に関する問題点らしきものの列挙

指導医：どうして退院できないの？
研修医：もともと嚥下機能が悪くて,しょっちゅう誤嚥性肺炎を起こしているんです.それと,ここ数日食事がとれてなくて.いろんな要因があって,問題点がうまく整理できないんです.
指導医：それじゃあ,いつものように問題点を付箋に書き出してみようか[**(No) Choice**].じゃあ,5分でやってみようか(**Decision**).
研修医：一応,思いつくものを並べてみました(図3).
指導医：いいんじゃない.相関関係を考えながら,ささっと,並べ換えてみようか(**Figure**).
研修医：わかりました.
指導医：終わったようだね,いいんじゃないの.これから何がわかる？(図4)
研修医：嚥下機能を精査していませんが,くり返す原因としては,脳梗塞の後遺症による機能性低下や,食道ヘルニアや胃潰瘍などの器質的なものもあるかもしれませんね.易感染性の疑いもあります.でも,今のところ誤嚥性肺炎はほぼ治癒していますし,食事のときのムセもないので,これにより退院できないということはないと思います.
指導医：それでは,どうすれば退院できる？
研修医：まずは,食欲低下の原因が,既往の胃食道炎や消化器疾患からきている可能性を調べるため上部内視鏡検査を考慮します.糖尿病の人は,症状を訴えないこともありますし,検査してもいいと思います.薬物治療は開始してもいいと思います.
指導医：検査で,何もなかったら？
研修医：入れ歯の不具合も食欲低下を招きますし,また,奥さんが亡くなったことなどが

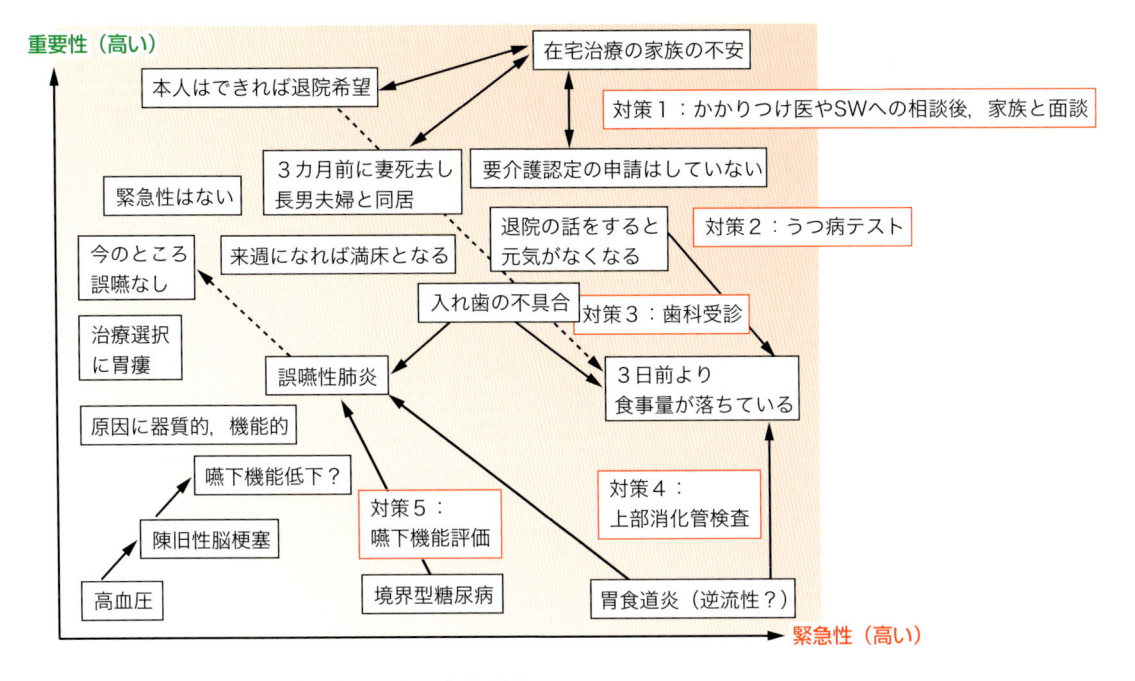

図4 退院へむけての問題点の相関関係・優先順位
図3でランダムに出された問題点を整理．右上が重要性が高く緊急性が高い項目，左下が重要性と緊急性がともに低い項目．右上から順番にタスクを果たし，退院へ向けて準備すればいいことがわかった！
SW：ソーシャルワーカー

影響して心因性ということも考えられます．これから抑うつ度のチェックをして，異常な場合は精神科へコンサルトします．また，歯科紹介をします．長男さんとも話をしてみます．嚥下機能の評価や口腔内のチェックも必要ですね．

指導医：いいね〜！よく問題点がわかったね．患者さんが息子さん夫婦に気兼ねしていることもあるかもしれないね．ソーシャルワーカー（SW）とも相談して，介護保険の件や前医が在宅医療をやっているかどうかも聞いておく必要があるよ．情報収集は必要なときに何度もしてね．

研修医：わかりました．

指導医：それじゃあ，金曜日のカンファレンスで報告してね．

研修医：はい！

● おわりに

あなたは，型にとらわれる必要はありません．PBL，EBM，POSにしても，あなたの考え方を助けるツールです．自分なりにアレンジを加え楽しくやりましょう！

（コーヒーショップの紙ナプキンに，自分の考え方を図解して説明してくれたカナダの研修医たちから教えてもらったことを自分なりにアレンジしたものが本文となりました．）

参考文献

1)「総合プロブレム方式」(栗本秀彦/著), プリメド社, 2007
2)「POS－医療と医学教育の革新のための新しいシステム」(日野原重明/著), 医学書院, 1973
3)「聞く技術 答えは患者の中にある 第2版」(ローレンス・ティアニー, 他/著, 山内豊明/監訳), 日経BP社, 2013
4)「ティアニー先生の診断入門 第2版」(ローレンス・ティアニー, 松村正巳/著), 医学書院, 2011
5) 岩田健太郎:問題点をわからせる.「Dr.岩田健太郎のスーパー指導術」(岩田健太郎/著), pp184-195, 羊土社, 2012

Profile

濱田久之(Hisayuki Hamada)
長崎大学病院 医療教育開発センター 内科医・医学教育
研修ご苦労様です！臨床現場は多様で複雑であり，問題解決できないことも多々あると思います．私たちの人生も同様であろうとおもいますが，冷静に，ひとつひとつ対応し，前を向いて進むしか方法はありません．上を向いて，前を向いて，みんなで，歩いていきましょう！
機会があれば，ぜひ，長崎大学病院へ遊びに来てください！
http://www.mh.nagasaki-u.ac.jp/kaihatu/

初期研修医・医学生必携！

羊土社 YODOSHA

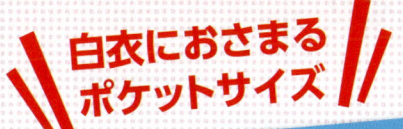

白衣におさまるポケットサイズ

初期対応に自信がつく！

治療薬
レジデントマニュアル

監修
梶井英治

編集
小谷和彦
朝井靖彦

当直ですぐに役立つ！
病棟での処方にも強くなる！

羊土社 YODOSHA

研修のスタートから持っておきたい1冊！

本書の内容は裏面へ →

監修／梶井英治
編集／小谷和彦，朝井靖彦

- 定価（本体 3,900 円＋税）
- A6 変型判　■ 1006 頁
- ISBN 978-4-7581-0905-5

2007〜2012年まで，
好評につき改訂を重ねた
「治療薬・治療指針
ポケットマニュアル」
がリニューアルして
再登場！

初期診療の流れを1冊に凝縮！
だから現場ですぐ使える！

❶ 症状への初期対応

「症状・症候を診たらまず何を行うべきか？」
診断や検査のポイントがすぐに確認できる！

鑑別したら

❷ 疾患の治療・投薬の基本

疾患ごとに「どの薬を使ったらよいか」がわかる！
- ガイドラインをもとに治療指針を解説
- 主な薬剤は表で一目瞭然！

投薬するなら

❸ 頻用薬の処方

上級医のアドバイスで投薬のコツが丸わかり！
- 類似薬・同種薬の使い分け
- 禁忌や併用の際の注意点

鑑別した疾患のページへ！

使いたい薬剤がすぐに見つかる！

初期研修から日常診療までずっと役立つ1冊！

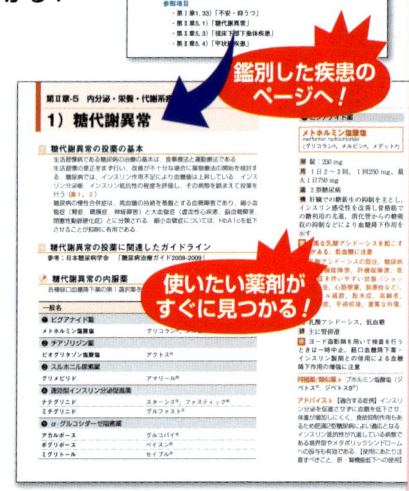

ご注文は最寄りの書店，または小社営業部まで

取扱い書店

フリガナ
お名前：

ご送付先：〒

TEL：
　　　（　　　）

E-mail：

**初期対応に自信がつく！
治療薬レジデントマニュアル**

ご注文冊数　　　　冊

発行　**羊土社 YODOSHA**

〒101-0052東京都千代田区神田小川町2-5-1
TEL 03(5282)1211　FAX 03(5282)1212
E-mail：eigyo@yodosha.co.jp

2014.02

検査のあれこれ

その11 診療をスムーズに進める検査の依頼のしかた
〜システムの把握から始めよう

下　正宗

- 依頼用紙のある検査には，臨床情報，検査目的を明確に記載する．
- 自施設でできる検査，外注検査について知っておく．
- 検査前確率と検査後確率を意識して，検査を選択する．

はじめに

　大学時代のベッドサイドの実習，実際の診療の場面で，患者さんの病態を解明する手段として，医療面接による情報収集や身体診察と並んで重視されているのが検査です．臨床研修制度では自らできるようにならなければならない検査手技もいくつかありますが，多くは検査室に依頼します．主治医の裁量で結果の判断ができる検体検査もありますが，細胞診や病理組織学的検査のように専門医が検体の評価をして「診断書」を発行する検査もあります．検査部門の立場からすると検査依頼書の記載項目には，もれなくできる限り詳細な情報を記載してもらいたい．検査の目からみてさらに必要な検査に進むことも可能となるからです．ぜひ検査室とのコミュニケーションを良くして患者さんにとってより良い診療を行ってもらいたいと思います．

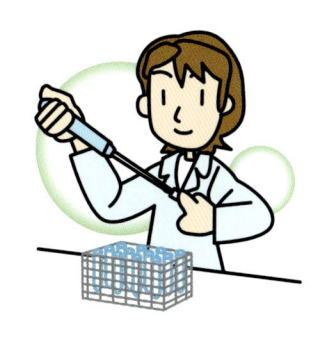

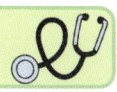

検査の種類と専門医

　検査の種類は大きく分けると，**検体検査**，**生理検査**，**病理検査**に分けられます．検体検査は，患者さんから採取されたもの（血液，尿，便など）を検査するものです．さまざまな方法を利用して検体を分析したり，微生物などを同定したりする検査です．技術職として**臨床検査技師**が関与していますが，最近機械化が著しく進歩してきており分析方法もそれに応じて変化してきています．

　生理検査は患者さんの生体をそのまま検査するもので，心電図検査，超音波検査，脳波検査，呼吸機能検査などがあります．臨床検査技師もかかわりますが超音波検査に関しては施設によっては**診療放射線技師**が検査を行っているところもあります．

そして，もう1つの柱としては，病理組織学的検査を中心とした病理検査があります．この分野では医師の役割が重要で，**病理組織学的診断は「医行為」**とされており，医師のみに許された行為となっています．この診断を行うための専門医が，**認定病理専門医**です．この部門では，このほかに細胞診も行われています．専門医数は少ないですが，これらの部門のマネージャーとして**臨床検査専門医**という制度もあります．

検査部門の構成と検査の依頼のしかた

　以前の臨床研修では1カ所でのみの研修，しかも，病院を中心とした研修でしたが，2004年に必修化された研修制度では，地域保健・医療という分野が必修で加わり，何でも検査が実施できる施設での医療活動も，尿の半定量試験紙と顕微鏡しかない診療所での医療も，どちらも体験することになりました．各施設の特徴を理解したうえでの検査計画を立てる必要があります．

　先に述べたように，検査部門には多くの専門職種がかかわっています．生理検査は，患者さんの体が検査の対象ですので，施設内での検査が原則ですが，昨今の厳しい医療経済情勢下，経営効率・経済効率のバランスのなかで検体検査や病理検査が「外注」される場合も多くあります．自分の施設においてどんな検査が実施でき，どんな検査が「外注」になっているかを知っておくことも重要です．検査会社との関係で検査結果が出るまでにどのくらいの日数がかかるのか，検査が実施できる日時に制限がないのかなどの事情に精通していないと結果待ちのために無為に入院期間の延長も生じてしまう可能性があります．また，検体が外の検査センターで処理される場合だけでなく，外部の検査センターが病院施設内で検査を実施している場合もあります．つまり，検査室ごと外注（アウトソーシング）してしまっている場合もあるのです．病院の職員と思っていたら，検査会社からの派遣社員で指揮命令系統が病院の系統でなかったという場合もあります．検査項目だけでなく，自施設の検査体制がどのようになっているかぜひ知っておきましょう．

　また，病理部門をその診断業務の特殊性から病理部として分けている施設もあります（病理診断科として標榜することが日本病理学会では推奨されています）．この場合は患者さんから採取された検体が2つの部門に分けられることになります．例えば，ある組織検体に病理組織学的検索と細菌学的検索が行われる場合には，同じ検査部で統一的に処理されるのか，検査部と病理部で別々に処理されるのかで申し込みや依頼書の書き方，枚数も異なってくるので，各施設の事情をよく理解しておくことが重要です．特に，組織検査の場合には，組織採取にあたり侵襲的手技が必要であり，ある検査ができなかったからもう一度とってもらうということが簡単にはできません．あらかじめ各部門のスタッフと連携をとり，過不足ない検査が実施されるように段取りすべきです．

検査計画の立て方

検査はさまざまな目的のために実施されます．臨床研修の現場では，**診断，除外診断を目的**とするものが多いと思われますが，**スクリーニング検査**や**経過観察**で実施されるものもあります．

病歴と身体診察所見でかなりの確率で診断に迫ることができるとされていますが，それだけでは不十分だったり，治療計画が立たない場合に検査が実施されます．**検査特性**についてよく理解して検査を選択することが重要です．診断目的の検査の使い方については文献3を参照していただきたいが，**検査前確率**と**検査後確率**の変動が大きい方が有効な検査であり，そのような臨床決断に役立つ検査選択ができるようになることが重要です．

例えば，インフルエンザ抗原の迅速診断キットが普及してきていますが，インフルエンザ流行前，流行中，終息期では，検査特性は大きく違ってきます．2×2で例を示してみます．**表1**は流行前，**表2**は流行中と考えてください．迅速診断キットの感度は0.95，特異度は0.9とします．それぞれの有病率（検査前確率）を0.1と0.5とした場合に，検査後確率は，前者では0.51，後者では0.90となります．検査前確率と検査後確率の比較では，流行前では，検査前後の確率は5倍の変化がありますが，流行時では1.8倍の変化があるに過ぎません．すなわち，「流行前の迅速診断検査は意思決定（診断）に有用であるが，流行時には迅速診断検査が意思決定（診断）に際して流行前ほど有用ではない」ということになります．

スクリーニング検査では，どの基準（**カットオフ値**）を疾患の有無の判定に使うのかをよく吟味する必要があります．あまりに低すぎると精密検査しなければならないケースが増加しますし，高すぎると見落としてはならないケースを見落としてしまう可能性が発生します．年

表1 ● インフルエンザ流行前

		インフルエンザ あり	インフルエンザ なし	
検査	陽性	95	90	185
検査	陰性	5	810	815
		100	900	

検査前確率（有病率）　100／1000＝0.1
検査後確率　　　　　　95／95+90＝0.51

表2 ● インフルエンザ流行中

		インフルエンザ あり	インフルエンザ なし	
検査	陽性	475	50	525
検査	陰性	25	450	475
		500	500	

検査前確率（有病率）　500／1000＝0.5
検査後確率　　　　　　475／475+50＝0.90

齢，性別，採血された状況でカットオフ値にはさまざまなバリエーションがあるので，成書を参照してください．

経過観察の検査では，変動する値をフォローすると同時に，基準範囲のなかに入っていることを確認するものもあり，疾患に応じた検査計画を立てることが大切です．

それでは，検査依頼の実際についていくつか検討してみましょう．

検査依頼の例

リンパ節生検の場合

臨床研修制度の必須の経験目標のなかで「リンパ節腫脹」があります．臨床上重要なのは，反応性のもの（感染症も含む）なのか，腫瘍性のものなのかの鑑別です．さまざまな非侵襲的検査で診断までたどりつくケースもありますが，判断に困った場合には，病理組織学的診断が最終診断になります．すなわち，生検による診断が不可欠になります．表在リンパ節に対するアプローチだけでなく，全身麻酔下での開腹術や開胸術も実施される場合もあり，くり返しできない検査であることを肝に銘じておくべきでしょう．

図には生検されたリンパ節の扱いについて記載してあります．組織学的検索のほかに，細菌学的検索，表面マーカー検索，遺伝子解析などさまざまな検索すべきものがあり，そ

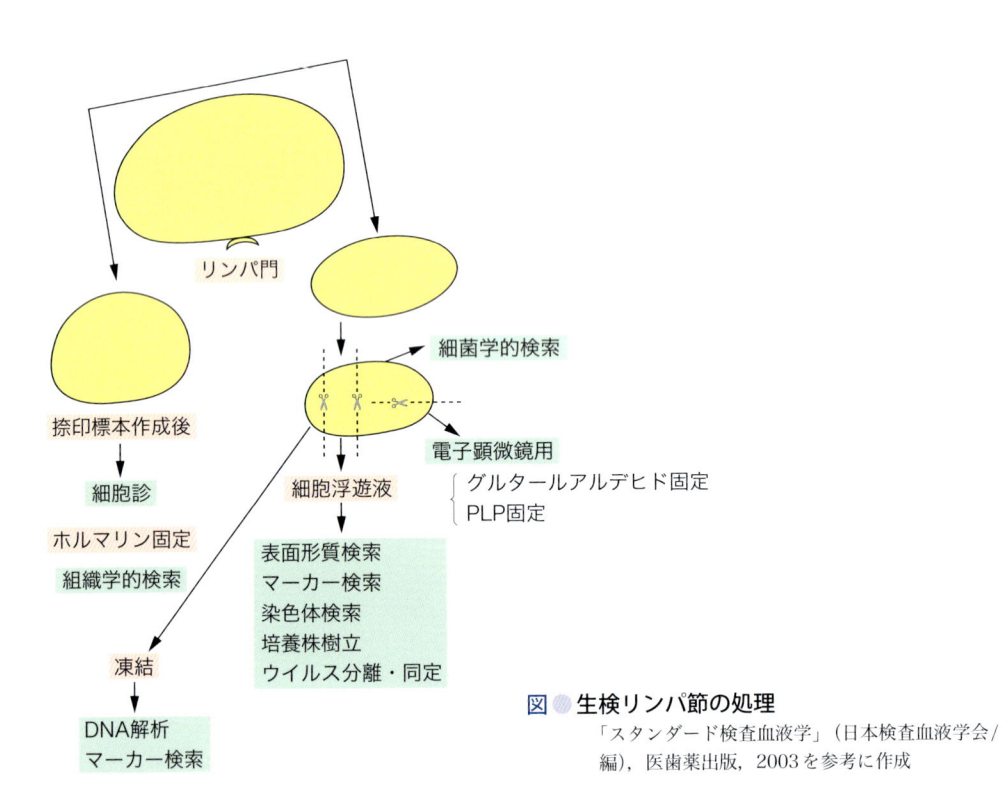

図 ● 生検リンパ節の処理
「スタンダード検査血液学」（日本検査血液学会/編），医歯薬出版，2003を参考に作成

れぞれが治療方針決定や予後判定において重要な意味をもってきます．生検前の臨床情報（病歴，身体診察所見，画像所見，その他の検査所見）を十分吟味しておくことが必要です．検査部門に担当医がいる場合には，事前に処理方法について指導を受けるか，採取された検体をそのまま検査室に届け，担当医に処理を任せる方がよいでしょう．この場合には，先に吟味した内容をよく伝え，臨床的に考えている鑑別診断を伝えておくことも重要です．

尿沈渣の場合

　研修制度のなかでは尿沈渣は自ら適応を判断し実施・評価ができる項目になっていますが，実際上は，特別な場合を除いて検査室に依頼する検査になると思います．尿沈渣もフローサイトメトリーによる自動分類装置が進歩しマニュアルで臨床検査技師がカウントする方法から機械判定になってきていますが，検査時間が飛躍的に短縮ができたわけではないので，尿沈渣オーダーについてもマニュアルだった時代と同様に症例の選択が必要です．すなわち，半定量試験紙検査で潜血，タンパク，糖などが陽性になった場合や腎・泌尿器系疾患が強く疑われる症例に限定すべきでしょう．尿沈渣の保険点数は当該医療機関での実施が条件になっていますので，所長しかいない診療所で医師自ら実施しなければならない場合には，ほかの患者さんの診療を止めてまで実施すべき検査かどうかを十分検討する必要があります．

検査値の見かた

　最後に，検査値の見かたについて考えてみましょう．
　血液検査に反映されるのは生命活動です．人体には生体リズムが存在します．すなわち，身体内に存在するあらゆるものは日々刻々とその状態を変化させていることを理解しておくことが重要です．さらに，検査される検体も，生体を離れた（採取された）とたんに，生命活動とは別の反応が始まることを知っておくことも重要です．例えば，血糖値や中性脂肪が食事時との関係で変動することを知っていれば，検査値を見た際に，いったいいつの採血なのかをきちんと考えて評価するはずです．また，日内変動はホルモンの検査では重要ですが，血清鉄なども大きな変動があることが知られており，成書にて確認しておくとよいでしょう．生体を離れてからの変化では，例えば，血糖値の測定では，赤血球の代謝で血糖が消費されるので，全血では値が低下，これを防ぐ意味で，赤血球代謝を止める抗凝固剤を使用したり，遠沈などの前処理後に血清で検査したりすることがあります．どのように検体処理されているかについても知っておくべきでしょう．また，保管の問題では，窓際においた血清でビリルビン値が低下したり，不注意な撹拌により逸脱酵素やカリウムが上昇することもあるので，検体が処理されるまでのルートも念頭におく必要があります．さらに，細菌学的な検索では，微生物はその性質により，生体から離れたとたんに

増殖力を増したり，一方では死滅したりします．目的微生物にふさわしい採取方法，保管方法を実施する必要があります．特に，細菌検査関係が外注検査となっている場合には，塗沫検査を自施設で実施し培養結果とつき合わせる習慣をつけるとよいでしょう．

最近は，稀にしか出ない特殊な検査に関しては外注することが多くなりました．検査センターのマニュアルに従い，必要な検体を必要な量だけ採取することを心がけてください．

● おわりに

最近は個人のプライバシーに大いにかかわるような検査ができるようになってきています．HIV感染などの感染症のチェックや種々の遺伝性疾患の遺伝子診断です．これらの検査は通常のインフォームド・コンセントだけでなく，検査を受けることのメリット・デメリットなども含めて検査前後の「カウンセリング」的な要素を十分加味した応対が必要になってきます．遺伝子診断に関しては専門医制度が整備され，遺伝相談窓口などをもっている専門機関が出てきました．このように検査の倫理的な側面も理解したうえで，臨床決断に役立つ検査の利用方法を学んでいっていただきたいと思います．

参考文献

1)「臨床医・研修医のための病理検査室利用ガイド―病理検査の依頼からCPCレポート作成まで―」(笹野公伸，他/編)，文光堂，2004
2) 病理との付き合い方―病理医からのメッセージ．Medicina, 42 (4), 2005
   ↑vol.42 No.4〜vol.44 No.1に掲載された連載シリーズ

   ↑1)，2) は病理検査関係で最低限知ってほしい事項について記載されている．

3)「臨床検査のガイドライン JSLM2012―検査値アプローチ/症候/疾患」(日本臨床検査医学会ガイドライン作成委員会/編)，日本臨床検査医学会，2012
   ↑臨床検査にかかわるガイドラインの最新版です．
4)「臨床検査法提要 改訂第33版」(金井正光/監，奥村伸生，他/編)，金原出版，2010
   ↑臨床検査医学のバイブル的存在，検査方法の詳細から利用のしかたまで記載されている．
5)「エビデンスに基づく検査データ活用マニュアル 第2版」(下 正宗/編)，学研メディカル秀潤社，2013
   ↑疾患ごとの検査の選択の部分と検査の特性について記載されている．メディカルスタッフ向けの書籍であるが，医師にも必要な知識が記載されている．

Profile

下 正宗 (Masamune Shimo)
東京民主医療機関連合会 東京勤労者医療会 東葛病院 検査診断科
王子生協病院で初期研修．東京大学附属病院分院，日本大学医学部臨床検査医学講座で研修後，代々木病院を経て現職．検査計画を立てるにあたり忘れてはならないのは医療保険制度です．保険診療の枠のなかで実施できるもの，実施できるが制限があるもの，保険ではできないものなどの情報にもぜひ習熟していってください．

検査のあれこれ

その12 もう悩まない 血液ガス分析①
〜解釈のステップを身につけよう

北川　渡，今井裕一

- 血液ガスは手順に沿って，ワンステップごとに解釈する．
- アニオンギャップと A-aDO₂ を計算する．

● はじめに

　皆さんが将来どの診療科に進んでも，患者管理において血液ガス分析は基本となります．でも血液ガス分析は難しいと感じていませんか？　その理由は，皆さんが悪いのではありません．教え方が悪かったのです．臨床現場では以下のような3つの不思議な場面にでくわします．①PaO_2 と $PaCO_2$ しか評価しない呼吸器内科医，②base excess（BE）でしか評価しない麻酔・救急医，③呼吸性代償・代謝性代償の式をメモで確認する腎臓内科医．こんな状況ですので皆さんの責任ではないのです．Henderson–Hasselbalch の式が問題なのです．思い切って Hasselbalch を捨てましょう．眼からウロコが落ちます．

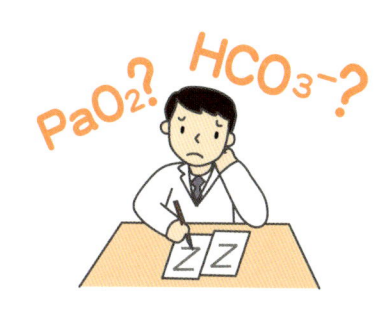

　本項では，Henderson–Hasselbalch の式を捨てて，Henderson の式で考える理由，HCO_3^- の意味，アニオンギャップの捉え方を解説します．次項「その13」に代償の式についての簡単な方法をまとめます．**血液ガス分析を解釈できるようになるには，毎回手順に沿って，ワンステップごとに評価を進めることです．**このことが皆さんの血となり肉となるのです．

● 大前提として，理解しておくべきこと

1．「生きている」とは，どういうことでしょうか？

　1個1個の細胞はエネルギーを得るために，食物からの糖質・タンパク質・脂肪を酸素で燃焼させて，水と二酸化炭素と老廃物を作っています．その結果として，二酸化炭素と老廃物という酸性物質が体内に溜まることになります．

2. 細胞内のpHはいくらでしょうか？

　細胞内では，多種類の酵素が作動して代謝を行っています．これらの酵素が最大限活動できるpH（水素イオン濃度の対数）は，7.00（水素イオン濃度では，10^{-7} mol/L）です．水素イオン濃度＝10^{-7} mol/Lを変形すると100×10^{-9} mol/Lとなり，100 nmol/Lの濃度になっています．一方，細胞外はpH＝7.40ですので，40 nmol/Lになります．細胞内で産生された水素イオンを濃度勾配によって細胞外に流れやすくするために，細胞外の水素イオン濃度が低くなっているのです．血液（細胞外）のpHが7.40になっている理由が理解できましたか？

3. 血液pHを規定しているものは何か？

　代謝によって産生される酸は，1日で15,000〜20,000 mmolになります．ほとんどは二酸化炭素であり呼吸によって体外に排泄されます．これを揮発性の酸と呼んでいます．一方，呼吸によっては排泄できない酸を不揮発性の酸といい，1日あたり50〜100 mmol産生され腎臓から尿中に排泄されています．呼吸性および代謝性（腎臓）の酸の排泄は，お互いに補完しあっています．一方が障害されると他方が過剰に働き代償して，アンバランスの影響を最小限に止めようというしくみがあります．これを代償機構と呼んでいます．逆に，もし代償が十分できていなければ，そこに機能障害が存在していたということを発見できます．

4. Hendersonの式とは？

水素イオン濃度 (nmol/L) ＝ $\dfrac{24 \times PaCO_2}{HCO_3^-}$ を使用すると，水素イオン濃度がわかります．

pHが7.20〜7.50の範囲内では，
pH＝7.（80－水素イオン濃度）
が成り立ちます（表1）．つねに血液ガス分析から得られる$PaCO_2$とHCO_3^-から，割り算と引き算でpHが計算できるのです．

表1 ● pHと水素イオン濃度との関係

pH	水素イオン濃度 (nmol/L)
7.00	100
7.10	80
7.20	64
7.30	50
7.40	40
7.50	32
7.60	25

下段は上段の80％になっています

今すぐ頭に叩き込んでおくべき事項・基準値

```
pH        7.40（±0.2）      Na   140（±5）mEq/L
PaO₂      100 Torr          K    4.0（±0.5）mEq/L
PaCO₂     40 Torr           Cl⁻  100（±5）mEq/L
HCO₃⁻     24 mEq/L
AG（アニオンギャップ）＝ Na －（Cl ＋ HCO₃⁻）＝ 12
Na － Cl ＝ HCO₃⁻ ＋ AG ＝ 36 mEq/L
```

基準値はその中央値を覚えておくのがコツです．A〜Bというように，上限・下限の2つの数字を覚えようとするのは効率的ではありません．また，酸塩基平衡と電解質は切っても切れない関係ですので，同時に検査する習慣をつけましょう．

酸塩基平衡を難しくしていた理由

大勢の研修医の諸君が各科をローテートしていきますが，PaO₂とPaCO₂にしか注目しない研修医がいます．彼らは，酸素が必要かどうかを判断しているだけで患者の病態を全く無視しています．呼吸不全が存在して，組織の無酸素状態が進行して代謝性アシドーシス（乳酸アシドーシス）があっても，酸素の投与量を決めるだけで助けられると考えているようです．このような態度では適切な治療法を選択できません．

一方で，救急患者や重症患者をみる際に，base excess（BE）にしか関心がない研修医もいます．BEとは，HCO₃⁻の基準値を26としたときの実測のHCO₃⁻との差を示しているだけです．BEがマイナスになっていることは，HCO₃⁻が不足していることを意味していますが，代謝性アシドーシスが存在しているのか？アニオンギャップがどうなっているのか？全く不明です．なぜ救急救命医がBEに注目するかというと，HCO₃⁻の補充量がすぐに計算できるからであって，研修医が病態も理解していないのにHCO₃⁻の補充量が計算できることに何の意味があるのでしょうか？

血液ガス分析の解釈のしかたを，状況によってコロコロ変えてしまうとこのようなことが起こります．**どんな状況でも各ステップを省略しないでオーソドックスな手順をマスターする**ことが，血液ガス分析から最大の情報を引き出して，基本となる病態把握に繋がります．

白衣のポケットのノートに書き留めておく事項

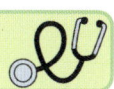

血液ガス分析の解釈のステップを表2に示します．

表2 ● 血液ガス分析の解釈のステップ

ステップ0	この血液ガス分析のデータは正しいか？
ステップ1	pHをみて，アシデミアか？ 中性か？ アルカレミアか？
ステップ2	次にPaCO$_2$とHCO$_3^-$をみる．呼吸性，代謝性，アシドーシス，アルカローシスを判断しよう
ステップ3	アニオンギャップは？
ステップ4	代償機構は正常か？ 混合性障害はないか？
ステップ5	A-aDO$_2$は？…肺の酸素化を評価

ステップ0：この血液ガス分析のデータは正しいか？

$$水素イオン濃度（nmol/L）= \frac{24 \times PaCO_2}{HCO_3^-}$$

　Hendersonの式から水素イオン濃度を求めます．次に，「pH＝7.（80－水素イオン濃度）」が成り立ちますので，（80－水素イオン濃度）が，pHの小数点部分と一致しているかを評価します．ほぼ近似した値であれば，検査データは妥当であることを意味しています．

ステップ1：まずpHをみる

　アシデミアか？ 中性か？ アルカレミアか？
　pH 7.40より低ければアシデミア，pH 7.40より高ければアルカレミアと割り切って考えることがコツです．

ステップ2：次にPaCO$_2$とHCO$_3^-$をみる

　PaCO$_2$は「酸性物質」，HCO$_3^-$は「アルカリ物質」と判断する．血液が酸性に傾いている状態では，酸性物質が増加するか，アルカリ物質が減少するか2通りがあります．酸性物質PaCO$_2$が増加すると，pHを元に戻す代償機構が作動してアルカリ物質HCO$_3^-$も増加することになります．このようなデータを見たときには，血液が酸性で酸性物質が増加していることが第一の原因であると判断し，呼吸性アシドーシスがあると評価します．すなわち，血液のpHの状態に合致している方が先に起こった事件と判断します．

ステップ3：アニオンギャップは？

　Na－（Cl＋HCO$_3^-$）で計算できます．基準値は，12±2です．アニオンギャップが増大した代謝性アシドーシスでは，余分な酸が蓄積していることを意味しています．糖尿病性ケトアシドーシス，尿毒症性アシドーシス，乳酸アシドーシスがあります．一方，代謝性アシドーシスで，正常のアニオンギャップでは，尿細管性アシドーシスや下痢が考えられます．

表3 ● 単純性酸塩基平衡異常における代償性変化の予測範囲

一次性の病態	一時性の変化	初期のpHの変化	代償性変化	正味のpHの変化	代償性変化の予測範囲	代償性変化の限界値
代謝性アシドーシス	↓ HCO_3^-	↓↓ pH	↓ $PaCO_2$	↓ pH	$\Delta PaCO_2 = (1\sim1.3) \times \Delta HCO_3^-$	$PaCO_2 = 15$ Torr
代謝性アルカローシス	↑ HCO_3^-	↑↑ pH	↑ $PaCO_2$	↑ pH	$\Delta PaCO_2 = (0.5\sim1) \times \Delta HCO_3^-$	$PaCO_2 = 60$ Torr
呼吸性アシドーシス	↑ $PaCO_2$	↓↓ pH	↑ HCO_3^-	↓ pH	$\Delta HCO_3^- = 0.1 \times \Delta PaCO_2$ （急性期） $\Delta HCO_3^- = 0.35 \times \Delta PaCO_2$ （慢性期）	$HCO_3^- = 30$ mEq/L（急性期） $HCO_3^- = 42$ mEq/L（慢性期）
呼吸性アルカローシス	↓ $PaCO_2$	↑↑ pH	↓ HCO_3^-	↑ pH	$\Delta HCO_3^- = 0.2 \times \Delta PaCO_2$ （急性期） $\Delta HCO_3^- = 0.5 \times \Delta PaCO_2$ （慢性期）	$HCO_3^- = 18$ mEq/L（急性期） $HCO_3^- = 12$ mEq/L（慢性期）

$\Delta PaCO_2 =$ （基準値）−（実測値）

ステップ4：アンバランスを代償できているか？

表3を用いて代償性変化が基準範囲内か判断します．代償性変化が，表3で予測できる基準範囲からもしズレていたら，もう1つの病態が隠れて存在している可能性があります．次項「その13」で，症例をもとに検討してみましょう．

ステップ5：A–aDO_2 は？…肺の酸素化を評価しよう

$$A\text{–a}DO_2 = 肺胞酸素分圧 − 実測動脈血酸素分圧$$
$$= 150 − (PaCO_2/呼吸商 = 0.8) − PaO_2$$
$$= 150 − (1.25 \times PaCO_2) − PaO_2 \text{（room airの場合）}$$

若年者では 5〜15 mmHg，高齢者では 10〜20 mmHg が基準値．

A–aDO_2 が増大している場合は，①拡散障害（間質の浮腫，間質性肺炎），②換気血流比の不均等分布（肺梗塞など）があります．

● 症例で考えよう―胸が苦しい3人の患者さん

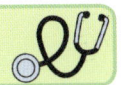

症例1

病院の近くのコンサート会場から，呼吸困難と両手のしびれを主訴に18歳の女性が救急外来を受診した．ライブを聴いて踊っていたら息苦しくなってきたという．胸部聴診異常なし．呼吸数30/分．血液ガス（room air）その他検査結果は以下のとおり．

検査結果

pH	7.55	Na	133 mEq/L
PaO_2	108 Torr	K	3.7 mEq/L
$PaCO_2$	25 Torr	Cl	100 mEq/L
HCO_3^-	21 mEq/L		

● ステップ0：この血液ガス分析のデータは正しいか？

① $PaCO_2$ と HCO_3^- の値から，[H^+] 濃度を推定する．

$$[H^+]\,(nmol/L) = 24 \times [PaCO_2(Torr)/HCO_3^-(mEq/L)]$$
$$= 24 \times [25 \div 21] = 28.6$$

② 80 − 28.6 ＝ 51.4　これがpHの小数点部分にほぼ近い値であり，「この血液ガス所見は妥当である！」

● ステップ1：アシデミアか？ 中性か？ アルカレミアか？

「pH 7.55であるので，アルカレミアである！」

● ステップ2：酸塩基平衡の状態は？ アシドーシス？ アルカローシス？

「$PaCO_2$ が低下しており，代償として HCO_3^- が低下しているので，呼吸性アルカローシスである！」

● ステップ3：アニオンギャップは？

呼吸性アルカローシスが生じ，さらに代謝性の代償が生じている．

$$AG = Na - (Cl + HCO_3^-) = 133 - (100 + 21) = 12$$

「当然，アニオンギャップは増大していない」

● ステップ4：アンバランスを代償できているか？

表3から，

$$\Delta HCO_3^- = 0.2 \times \Delta PaCO_2(急性期) = 0.2 \times (40 - 25) = 3$$
$$予測 HCO_3^- = 24 - 3 = 21$$

「代謝性の代償の予測式と一致している．代謝性の酸塩基異常はないだろう」この部分は，次項「その13」に詳しく説明します．

● ステップ5：$A-aDO_2$ は？

$$A-aDO_2 = 肺胞酸素分圧 - 実測動脈血酸素分圧$$
$$= 150 - (PaCO_2/呼吸商 = 0.8) - PaO_2$$
$$= 150 - (1.25 \times 25) - 108$$
$$= 10.75$$

「A-aDO₂は増大していない．肺の酸素化は障害されていない！」

● 結　論

「単純性の急性の呼吸性のアルカローシスで，呼吸困難感があるにもかかわらずA-aDO₂の増大はない．代謝性の異常もない．おそらく過換気症候群だろう．検査結果を待っている間に症状も改善してきたし…よかった，よかった」

症例2

高血圧と陳旧性心筋梗塞の既往がある70歳の男性が，労作時の呼吸困難感を自覚し内科外来を受診した．胸痛はない．血圧186/94 mmHg，頸静脈は怒張し，胸部診察では全肺野に喘鳴と湿性ラ音を聴取し，下肢のむくみをみとめた．

検査結果

pH	7.47	Na	140 mEq/L
PaO₂	82.5 Torr	K	4.0 mEq/L
PaCO₂	30 Torr	Cl	106 mEq/L
HCO₃⁻	22 mEq/L		

● ステップ0：この血液ガス分析のデータは正しいか？

①PaCO₂とHCO₃⁻の値から，水素イオン濃度を推定する．

$$[H^+]\ (nmol/L) = 24 \times [PaCO_2/HCO_3^-]$$
$$= 24 \times [30 \div 22] = 32.7$$

②pH＝7.（80－水素イオン濃度）なので，80－32.7よりpHは7.47と推定される．

「この血液ガス所見は妥当である！」

● ステップ1：アシデミアか？中性か？アルカレミアか？

「pH 7.47であるので，アルカレミアである！」

● ステップ2：酸塩基平衡の状態は？アシドーシス？アルカローシス？

「PaCO₂が低下しており，呼吸性アルカローシスである！」

● ステップ3：アニオンギャップは？

呼吸性アルカローシスが生じ，さらに代謝性の代償が生じている．

$$AG = Na - (Cl + HCO_3^-) = 140 - (106 + 22) = 12$$

「アニオンギャップは増大していない．」

● ステップ4：アンバランスを代償できているか？

表3から，

$$\Delta HCO_3^- = 0.2 \times \Delta PaCO_2(急性期) = 0.2 \times (40-30) = 2$$
$$予測 HCO_3^- = 24 - 2 = 22$$

「代謝性の代償の予測式と一致している．代謝性の酸塩基異常はないだろう」

● ステップ5：A-aDO$_2$は？

$$A-aDO_2 = 肺胞酸素分圧 - 実測動脈血酸素分圧$$
$$= 150 - (PaCO_2/呼吸商=0.8) - PaO_2$$
$$= 150 - (1.25 \times 30) - 82.5$$
$$= 30$$

「A-aDO$_2$は増大しており，肺の酸素化が障害されている！PaCO$_2$は低下しており，逆に換気量はむしろ増加している！」

● 結　論

「単純性の急性の呼吸性アルカローシスで，呼吸困難感がありA-aDO$_2$の増大を伴う（さっきの女の子とはチョット違うな）．代謝性の異常はない．SpO$_2$は90％以上で一見正常のように見えるが，肺の酸素化が障害されていることがわかった！間質に浮腫あるいは炎症が及んでいるのだろう．ベルクロ音ではなく喘鳴と湿性ラ音を聴取することから，間質性肺炎ではなく，たぶん心不全による肺水腫だろう」

● 解　説

軽症の心不全や，気管支喘息の軽症発作は，SpO$_2$の低下をきたさないことも多いのです．肺の酸素化が悪くなっていても，換気量が増加していてPaO$_2$が上昇するので，SpO$_2$は正常で，**A-aDO$_2$を評価して初めて呼吸不全に気がつく**ことがあります．

症例3

高血圧と糖尿病で通院中の65歳男性が，1時間続く胸部絞扼感を主訴に救急外来を受診した．smokerであり，最近，労作時の胸痛を自覚していた．顔面蒼白で冷汗（＋＋）．血圧160/94 mmHg．心電図では，II，III，aV$_F$でSTが上昇していた．

検査結果

pH	7.30	Na	137 mEq/L
PaO$_2$	92.5 Torr	K	4.0 mEq/L
PaCO$_2$	30 Torr	Cl	100 mEq/L
HCO$_3^-$	15 mEq/L		

● ステップ0：この血液ガス分析のデータは正しいか？

①PaCO$_2$とHCO$_3^-$の値から，水素イオン濃度を推定する．

$$[H^+]\,(nmol/L) = 24 \times [PaCO_2(Torr)/HCO_3^-(mEq/L)]$$
$$= 24 \times [30 \div 15] = 48$$

②pH = 7.〔(80 − 48) = 32〕よりpHは7.32と推定される．
ほぼ近似した値であり「この血液ガス所見は妥当である！」

● ステップ1：アシデミアか？ 中性か？ アルカレミアか？
「pH 7.30であるので，アシデミアである！」

● ステップ2：酸塩基平衡の状態は？ アシドーシス？ アルカローシス？
「HCO_3^-が低下しており，代謝性アシドーシスである！」

● ステップ3：アニオンギャップは？
代謝性アシドーシスをみつけたら，必ずアニオンギャップを評価する．

$$AG = Na − (Cl + HCO_3^-) = 137 − (100 + 25) = 22$$

「アニオンギャップが増大している！」

● ステップ4：アンバランスを代償できているか？
表3から，

$$\Delta PaCO_2 = (1〜1.3) \times \Delta HCO_3^- = 1.0 \times (24 − 15) = 9$$
$$予測PaCO_2 = 40 − 9 = 31 ≒ 30$$

「換気量の代償の予測式とほぼ一致している．呼吸性の酸塩基異常はないだろう」

● ステップ5：A-aDO₂は？

$$A\text{-}aDO_2 = 肺胞酸素分圧 − 実測動脈血酸素分圧$$
$$= 150 − (PaCO_2/呼吸商 = 0.8) − PaO_2$$
$$= 150 − (1.25 \times 30) − 92.5$$
$$= 20$$

「$A\text{-}aDO_2$は，高齢者としての基準値の上限であり，肺の酸素化は正常か，あるいは軽度障害されている可能性がある．$PaCO_2$は低下しており，換気量はむしろ増加している！（苦しそう）」

● 結 論
「単純性のAG増大を伴う代謝性アシドーシスで，呼吸性の異常（換気量の異常と，肺の酸素化の異常）は，ほとんどない．AG増大を伴う代謝性アシドーシスの鑑別は？ ①糖尿病性ケトアシドーシス，②末期腎不全の尿毒症性アシドーシス，③乳酸アシドーシス，④メタノール中毒…このおじさんで起こっていることは，組織の無酸素状態による乳酸アシ

ドーシスか？ 診断は急性心筋梗塞のようだが，チョット重症感があるな…」

● 解　説

　AG増大を伴う代謝性アシドーシスの鑑別としては，上記にあげたものを考えないといけません．しかし，日常診療では，ショックや重症感染症・敗血症や，心筋梗塞や肺血栓塞栓症や腹腔内損傷を伴う多発外傷などの**重症の病態で，AG増大を伴う代謝性アシドーシスを伴っていることがしばしばあります**．組織の無酸素状態による乳酸アシドーシスと考えられますが，特に代謝性アシドーシスに対して重曹の投与などをしなくても，原疾患の治療が奏効すると，すみやかに酸塩基異常も改善することが多いようです．いずれにしろ，AG増大を伴う代謝性アシドーシスの患者さんをみつけたら，それは悪いサインですから急いで診断と治療に取りかかる必要があります．

● おわりに

　症例1，2は呼吸の問題，症例3はアシドーシスの問題でした．3例とも「胸が苦しい」患者さんでしたが，病態は異なり，単なるPaO_2，$PaCO_2$，BEでは限界があることが理解できたと思います．代償の評価の方法については，今回は表を用いましたが，次項には表を使用しない方法を提示します．

参考文献

1）「酸塩基平衡、水・電解質が好きになる　簡単なルールと演習問題で輸液をマスター」（今井裕一/著），羊土社，2007

Profile

北川 渡（Wataru Kitagawa）
愛知医科大学 腎臓・リウマチ膠原病内科／総合診療科（兼務）講師
患者さんをひとりひとり丁寧に見ることによって，多くのことを学んでいくことが大切であると改めて感じています．

今井裕一（Hirokazu Imai）
愛知医科大学 腎臓・リウマチ膠原病内科 教授
日本腎臓学会の卒前・卒後教育委員会の委員長をしています．学会主催の「臨床研修医のための腎臓セミナー」を2005年から年2回開催して，17回継続してきました．酸塩基平衡異常，水電解質異常，腎炎，腎不全など幅広い知識が吸収できます．そして腎臓が好きになります．詳細は，http://www.jsn.or.jp/をご覧ください．

検査のあれこれ

その13 もう悩まない 血液ガス分析②
~代償機構の評価をして，患者の急変を予防しよう

北川 渡，今井裕一

- 呼吸性代償・代謝性代償を評価する．
- 解釈した結果が，臨床状況とマッチしているか，吟味する．

● はじめに

　前項（「その12」）は，酸塩基平衡の異常へのアプローチについて説明しました．特に，$PaCO_2$ と HCO_3^- の重要性について強調しました．本項では代償の式についての簡単な方法（ウラワザ）について説明します．

　酸塩基平衡の異常へのアプローチ（「その12」，表2）のステップ1から3までは，学生・研修医レベルですが，ステップ4（代償機構の評価）からいきなり腎臓専門医のレベルになってしまいます．ステップ4が酸塩基平衡の理解を困難にしている最大の理由なのです．現実的には，腎臓専門医でも「代償機構を評価」にはてこずっています．関係式をメモした手帳やPDAで確認しているのが現状です．その複雑さは，代謝性アシドーシスあるいはアルカローシスでの呼吸性代償の係数（公式）と，呼吸性アシドーシス・アルカローシスの代謝性代償の係数（公式）が異なることに由来します．さらに追い討ちをかけるように，呼吸性異常で急性と慢性の状態で HCO_3^- の代償の係数が違います．この壁を突破できる人は，実は腎臓指導医（専門医より上）のなかでも数は少ないのです（皆さん，できなくても安心してください）．

　そこで本項では，この代償機構の評価方法のウラワザを紹介しますので，これをマスターすれば，皆さんも一気に腎臓専門医レベルになることができるのです．「こいつは，かなりできる研修医だな！」と上級医に思わせるためにも，一読してください．

● 代謝性アシドーシス・代謝性アルカローシスでの呼吸性代償

代謝性アシドーシス・アルカローシスの呼吸性代償機構は，
① $PaCO_2 = (0.7 \times HCO_3^-) + 20$
② $PaCO_2 = 1.5 \times (HCO_3^-) + 8 (+2)$
③ $\Delta PaCO_2 = (1.0\ to\ 1.3) \times \Delta HCO_3^-$

などの式に従って作動します．

ここでは，最も簡単な，$\Delta PaCO_2 = (1.0) \times \Delta HCO_3^-$を採用して考えてみましょう．$PaCO_2$の基準値を40，$HCO_3^-$の基準値を25とします．

そうすると$\Delta PaCO_2 = (40 - PaCO_2) = \Delta HCO_3^- = (25 - HCO_3^-)$となります．

両辺を整理すると**$PaCO_2 = HCO_3^- + 15$**となります．

すなわち，HCO_3^-の値に，15を足した数字が，$PaCO_2$の値になっていれば，呼吸性代償は，ほぼ正常に行われていることを意味しており，マジックナンバー15と覚えると便利です．もし，$PaCO_2$の値が大きければ，呼吸性アシドーシスが合併していることになります．逆に，$PaCO_2$の値が小さければ，呼吸性アルカローシスが合併していることになります．

すなわち，代謝性アシドーシス・代謝性アルカローシスと判断したら（アニオンギャップを計算した後に），マジックナンバー15で呼吸性代償を評価してみてください（参考文献1のpp.34-38参照）．

● 呼吸性アシドーシス・呼吸性アルカローシスでの代謝性代償

代償の式は，表1のようになっています．

先ほどと同じように，ΔHCO_3^-は，基準値25と実測値の差です．$\Delta PaCO_2$は，基準値40と実測値の差を意味しています．表1のように毎回，差を計算することは手間がかかりますので，$\Delta HCO_3^- = (25 - HCO_3^-)$，$\Delta PaCO_2 = (40 - PaCO_2)$として計算しなおしてみましょう（表2）．

❶ まず，表2の式の覚え方について

一般式　$HCO_3^- = a \times PaCO_2 + b$において，$PaCO_2$に基準値の40を代入して，この公式を考えてみましょう．そうするとすべての状況でHCO_3^-が25になります．逆に言えば，最初に傾き（係数a）を覚え，後で切片bを計算すれば求まります（図）．急性呼吸性アシドーシスで係数0.1，急性呼吸性アルカローシスで0.2，慢性呼吸性アシドーシスで係数

表1 呼吸性アシドーシス・呼吸性アルカローシスの代償の式

急性呼吸性アシドーシス	$\Delta HCO_3^- = 0.10 \times \Delta PaCO_2$
急性呼吸性アルカローシス	$\Delta HCO_3^- = 0.20 \times \Delta PaCO_2$
慢性呼吸性アシドーシス	$\Delta HCO_3^- = 0.35 \times \Delta PaCO_2$
慢性呼吸性アルカローシス	$\Delta HCO_3^- = 0.50 \times \Delta PaCO_2$

表2 呼吸性アシドーシス・呼吸性アルカローシスの代償の実用的な式

急性呼吸性アシドーシス	$HCO_3^- = 0.10 \times PaCO_2 + 21$
急性呼吸性アルカローシス	$HCO_3^- = 0.20 \times PaCO_2 + 17$
慢性呼吸性アシドーシス	$HCO_3^- = 0.35 \times PaCO_2 + 11$
慢性呼吸性アルカローシス	$HCO_3^- = 0.50 \times PaCO_2 + 5$

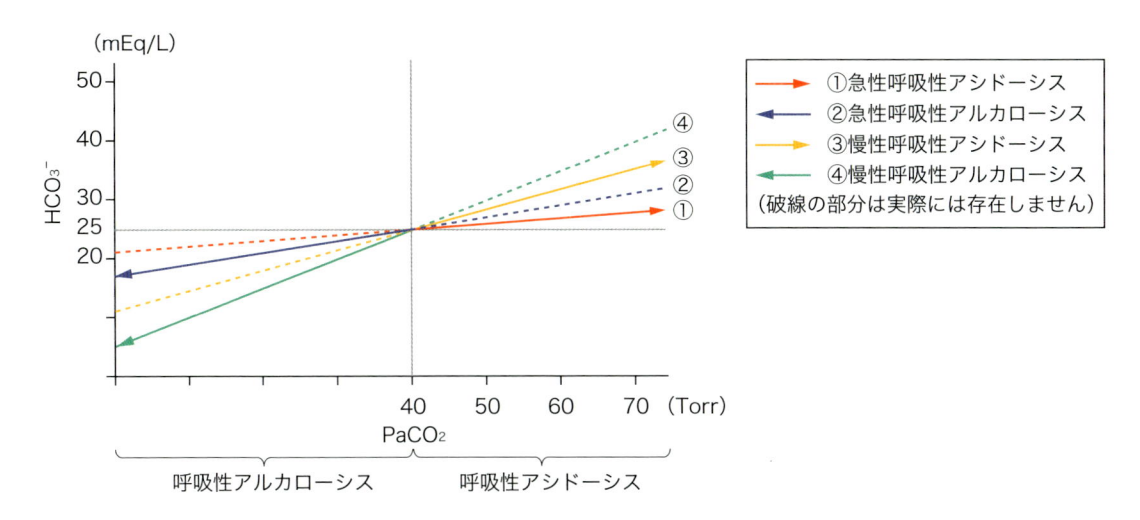

```
(mEq/L)
50
40  HCO₃⁻
30
25
20
10
        40  50  60  70 (Torr)
              PaCO₂

→ ①急性呼吸性アシドーシス
← ②急性呼吸性アルカローシス
→ ③慢性呼吸性アシドーシス
← ④慢性呼吸性アルカローシス
（破線の部分は実際には存在しません）

呼吸性アルカローシス | 呼吸性アシドーシス
```

図 ● 呼吸性アシドーシス・呼吸性アルカローシスの代謝性代償

0.35，慢性呼吸性アルカローシスで0.5を覚えます．切片bの21，17，11，5は暗記してもよいでしょうし，その都度，一般式$HCO_3^- = a \times PaCO_2 + b$から$b = HCO_3^- - a \times PaCO_2$に変形して，係数a，$HCO_3^- = 25$，$PaCO_2 = 40$を代入すればそのときの切片bを計算で求めることが可能です．

…最終的には，この**表2**を採用することにしますので，「その12」の表3と前ページの表1はすべて忘れてください．

❷ 次に，表2の式の運用について

$PaCO_2$が上昇している呼吸性アシドーシスで考えてみましょう．この場合急性なのか慢性なのか判断する必要が生じます．$PaCO_2$とHCO_3^-の値を代入して計算してみます．もし，

$HCO_3^- = 0.10 \times PaCO_2 + 21$　にあてはまれば急性呼吸性アシドーシス，

$HCO_3^- = 0.35 \times PaCO_2 + 11$　にあてはまれば慢性呼吸性アシドーシスと判断できます．

さらに，もし，実際のHCO_3^-が予測値より大きければ，代謝性アルカローシスが合併していることになります．逆に，実際のHCO_3^-が予測値より小さければ，代謝性アシドーシスが合併していることになります．

> ● **まとめ：代償機構の評価法をふまえた酸塩基平衡異常へのアプローチ**
>
> **ステップ0**：この血液ガス分析のデータは正しいか？
>
> $$水素イオン濃度（nmol/L） = \frac{24 \times PaCO_2}{HCO_3^-}$$
>
> pH＝7.（80－水素イオン濃度）
> （pHの小数点部分が80－水素イオン濃度と一致すれば妥当）
>
> **ステップ1**：pHをみて，アシデミアか？中性（pH 7.4）か？アルカレミアか？

ステップ2：次にPaCO₂とHCO₃⁻をみる．呼吸性，代謝性，アシドーシス，アルカローシスを判断しよう

ステップ3：アニオンギャップは？
$AG = Na - (Cl + HCO_3^-)$

ステップ4：代償機構は正常か？ 混合性障害はないか？
① 代謝性異常のとき ⇒ $PaCO_2 = HCO_3^- + 15$
② 呼吸性異常のとき ⇒
　急性呼吸性アシドーシス　　$HCO_3^- = 0.10 \times PaCO_2 + 21$（$PaCO_2 > 40$）
　急性呼吸性アルカローシス　$HCO_3^- = 0.20 \times PaCO_2 + 17$（$PaCO_2 < 40$）
　慢性呼吸性アシドーシス　　$HCO_3^- = 0.35 \times PaCO_2 + 11$（$PaCO_2 > 40$）
　慢性呼吸性アルカローシス　$HCO_3^- = 0.50 \times PaCO_2 + 5$　（$PaCO_2 < 40$）

ステップ5：A-aDO₂は？…肺の酸素化を評価
$A\text{-}aDO_2 = 150 - (1.25 \times PaCO_2) - PaO_2$（room airの場合）

● 症例で考えよう

📝 症例1'

前項の症例1の例でもう一度説明します．

● **ステップ0：この血液ガス分析のデータは正しいか？**

①PaCO₂とHCO₃⁻の値から，[H⁺]濃度を推定する．

$$[H^+]\,(nmol/L) = 24 \times [PaCO_2(Torr)/HCO_3^-(mEq/L)]$$
$$= 24 \times [25 \div 21] = 28.6$$

② $80 - 28.6 = 51.4$　これがpHの小数点部分にほぼ近い値であり，
「この血液ガス所見は妥当である！」

● **ステップ1：アシデミアか？ 中性か？ アルカレミアか？**

「pH 7.55であるので，アルカレミアである！」

● **ステップ2：酸塩基平衡の状態は？ アシドーシス？ アルカローシス？**

「PaCO₂が低下しており，代償としてHCO₃⁻が低下しているので，呼吸性アルカローシスである！」

● **ステップ3：アニオンギャップは？**

$AG = Na - (Cl + HCO_3^-) = 133 - (100 + 21) = 12$

「基準値は12±2なので，当然，アニオンギャップは増大していない」

● ステップ4：代償機構は十分作動しているか？

急性呼吸性アルカローシスですから，

$HCO_3^- = 0.20 \times PaCO_2 + 17$ を使用します．

$0.2 \times 25 + 17 = 5 + 17 = 22$ になります．実測 HCO_3^- は21ですので，ほぼ近似した値になっていますので，代償が正常に機能しています．すなわち，混合性障害がないということになります．

● ステップ5：A–aDO₂は？

$$A\text{-}aDO_2 = 肺胞酸素分圧 - 実測動脈血酸素分圧$$
$$= 150 - (PaCO_2/呼吸商=0.8) - PaO_2$$
$$= 150 - (1.25 \times 25) - 108$$
$$= 10.75$$

「基準値は若年者では5〜15 mmHg，高齢者では10〜20 mmHgなので，A–aDO₂は増大していない．肺の酸素化は障害されていない！」

● 結　論

「単純性の急性の呼吸性のアルカローシスで，呼吸困難感があるにもかかわらずA–aDO₂の増大はない．代謝性の異常もない．おそらく過換気症候群だろう．検査結果を待っている間に症状も改善してきたし…よかった，よかった」

症例4

定期受診に来院した糖尿病・慢性腎不全の48歳女性．特に自覚症状はないが，採血でK値が6.0 mEq/Lと高い値であったので，血液ガス分析も追加した．幸い，心電図に異常はなかった．

検査結果

pH	7.36	Na	130 mEq/L
PaO₂	98 Torr	K	6.0 mEq/L
PaCO₂	33 Torr	Cl	100 mEq/L
HCO₃⁻	18 mEq/L	Cr	2.3 mg/dL

● ステップ0：この血液ガス分析のデータは正しいか？

① $PaCO_2$ と HCO_3^- の値から，$[H^+]$ 濃度を推定する．

$$[H^+]\,(nmol/L) = 24 \times [PaCO_2(Torr)/HCO_3^-(mEqL/L)]$$
$$= 24 \times [33 \div 18] = 44$$

② $pH = 7.(80 - 水素イオン濃度) = 7.(80 - 44) = 7.36$

「この血液ガス所見は妥当である！」

- **ステップ1：アシデミアか？ 中性か？ アルカレミアか？**
「pH 7.36であるので，アシデミアである！」

- **ステップ2：酸塩基平衡の状態は？ アシドーシス？ アルカローシス？**
「HCO_3^-が低下しており，代謝性アシドーシスである！」

- **ステップ3：アニオンギャップは？**
代謝性アシドーシスが生じ，さらに呼吸性の代償が生じている．

$$AG = Na - (Cl + HCO_3^-) = 130 - (100 + 18) = 12$$

「アニオンギャップは増大していない」

- **ステップ4：代償機構は十分作動しているか？**
代謝性アシドーシスでは，呼吸性代償において，
$PaCO_2 = HCO_3^- + 15$の関係が成り立つので，

予測　$PaCO_2 = HCO_3^- + 15 = 18 + 15 = 33$

「呼吸性の代償の予測式と一致している．呼吸性の酸塩基異常はないだろう」

- **ステップ5：A-aDO$_2$は？**

$$A\text{-}aDO_2 = 肺胞酸素分圧 - 実測動脈血酸素分圧$$
$$= 150 - (PaCO_2/呼吸商 = 0.8) - PaO_2$$
$$= 150 - (1.25 \times 33) - 98$$
$$= 10.75$$

「A-aDO$_2$は増大していない．肺の酸素化は障害されていない！」

● **結　論**

「高カリウム血症・代謝性アシドーシスだ．単純性のAGの増大を伴わない代謝性アシドーシスで，呼吸性の異常については，肺換気量の低下も酸素化の悪化もない．今すぐ透析導入を要するような末期腎不全でもないし，糖尿病性腎症で，しばしばみられるⅣ型尿細管性アシドーシスの合併かもしれないな」

● **解　説**

さほどCrが上昇していない保存期の糖尿病性腎症・慢性腎不全でも，しばしば高カリウム血症・代謝性アシドーシスをみることがあります．これは，糸球体ろ過量の絶対的な不足によるものではなく，尿細管の機能低下によるものですから，緊急性がなければ血液透析を導入する必要はありません．重炭酸ナトリウムや乳酸カルシウムといったアルカリを投与すれば酸塩基平衡の異常は解消して高カリウム血症も改善するでしょう．尿中カリウ

ム排泄量や血漿レニン活性やアルドステロン濃度を測定してみるのも参考になります．

症例5

上述（症例4）の女性が，2年後に全身倦怠感・食欲不振・呼吸困難を主訴に来院．血圧170/100 mmHg，胸部聴診では湿性ラ音と喘鳴を聴取し，両下腿に浮腫がある．

検査結果

pH	7.26	Na	130 mEq/L
PaO_2	72 Torr	K	6.7 mEq/L
$PaCO_2$	36 Torr	Cl	95 mEq/L
HCO_3^-	16 mEq/L	BUN	130 mg/dL
		Cr	8.6 mg/dL

● ステップ0：この血液ガス分析のデータは正しいか？

①$PaCO_2$とHCO_3^-の値から，[H^+]濃度を推定する．

$$[H^+]\,(nmol/L) = 24 \times [PaCO_2/HCO_3^-]$$
$$= 24 \times [36 \div 16] = 54$$

② pH＝7.（80－水素イオン濃度）＝7.（80－54）＝7.26

「この血液ガス所見は妥当である！」

● ステップ1：アシデミアか？中性か？アルカレミアか？

「pH 7.26であるので，アシデミアである！」

● ステップ2：酸塩基平衡の状態は？アシドーシス？アルカローシス？

「HCO_3^-が低下し，$PaCO_2$も低下しているので，代謝性アシドーシスである！」

● ステップ3：アニオンギャップは？

$$AG = Na - (Cl + HCO_3^-) = 130 - (95 + 16) = 19$$

「12±2が基準値であり，アニオンギャップは増大している」

● ステップ4：代償機構は十分作動しているか？

代謝性アシドーシスであるので，マジックナンバー15を使用して呼吸性の代償を評価します．もし $HCO_3^- + 15 = PaCO_2$ になっていれば，代償機構が正常に作動していることになります．計算してみると，$16 + 15 = 31$ になります．$PaCO_2$が31 Torrに低下するまで，換気量が増加していないといけないはずなのですが，実際には，36 Torrまでしか低下していません．5 TorrだけCO_2が蓄積していることになります．もし，$PaCO_2$が31 Torrになっていたら，

$$[H^+] \text{ (nmol/L)} = 24 \times [PaCO_2/HCO_3^-]$$
$$= 24 \times [31 \div 16] = 46.5$$

pH＝7．(80－水素イオン濃度) ＝7．(80－46.5) ＝7.335

となり，本来pH＝7.34まで代償するはずです．しかし，5 TorrだけCO₂が蓄積していることにより，pH＝7.26へと一段と低下しています．すなわち，代謝性アシドーシスに呼吸性アシドーシスが合併した危機的な状態なのです．

● ステップ5：A-aDO₂は？

$$A\text{-}aDO_2 = \text{肺胞酸素分圧} - \text{実測動脈血酸素分圧}$$
$$= 150 - (PaCO_2 \div 0.8) - PaO_2$$
$$= 150 - (1.25 \times 36) - 72$$
$$= 33$$

「A-aDO₂は増大しています．間質への浮腫などが考えられます」

● 結　論

「アニオンギャップの増大する代謝性アシドーシスには，①糖尿病性ケトアシドーシス，②末期腎不全の尿毒症性アシドーシス，③乳酸アシドーシス，④メタノール中毒／サリチル酸中毒などがあるが…BUNが130 mg/dL，Crが8.6 mg/dLへ上昇しているし，おそらく慢性腎不全による尿毒症性アシドーシスだろう．これは透析をしないといけないな…．

肺換気量が不十分で呼吸性アシドーシスも合併しているということは，軽い意識障害があるのか，胸水が貯留しているのか，あるいは喀痰の分泌が多く気道に貯留しているのか…胸部X線も撮っておいた方がいいな！ A-aDO₂が増大していて肺の酸素化が障害されているのは肺水腫をきたしているのかもしれない．血液透析によってBUNなどの尿毒症物質を除去し，さらに除水を行うことで症状は軽快するだろう」

● 解　説

AGが増大するような代謝性アシドーシスを伴っている，末期腎不全の患者さんでは，この患者さんの2年前のときのようなアルカリの投与だけではいけません．透析療法によって尿毒素を除去する必要があります．

ここで，ステップ4：代償の評価，ステップ5：肺の酸素化を，省略しないでしっかり評価する重要性について，理解していただけたのではないかと思います．PaO₂は72 Torrであるので，room airでもサチュレーションモニターでは90％以上を示している可能性がありますから，うっかりすると「呼吸不全はない」と判断してしまうかもしれません．しかし，もし，この研修医が最初に代謝性アシドーシスだけに眼を奪われていて，隠れている呼吸性アシドーシスと肺酸素化の障害を見落としていたら，この患者さんは数時間後に急変して，さらに危険な状態に陥っていたかもしれないのです．得られた臨床情報を最大限に活用することによって，「危険な」患者さんを早く見つけ出して，急変する前に適確に対処する能力が求められているのです．

さらに次のステップへ進もう

　以上は，初期研修医が最初の数カ月で身につけるべきレベルです．血液ガス分析をするときに，毎回全ステップを省略しないで解釈するクセを身につけることができれば，それに要する時間はだんだん短くなっていきます．ところが，そのうちに本項の内容では説明できないような患者さんに遭遇するかもしれません．その場合は，混合性酸塩基異常の可能性があります．

　呼吸性のアシドーシスと呼吸性のアルカローシスは，基本的にどちらか一方しか存在しません．呼吸性の酸塩基コントロールの舞台は肺しかないからです．しかし，代謝性のアシドーシスと代謝性のアルカローシスは，2つ以上のアンバランスが合併することがあります．代謝性の酸塩基コントロールの舞台は腎臓ですが，異常が出現するのは腎臓以外にも，消化管での酸・アルカリの喪失や外因性・内因性の酸・アルカリの増加など，また細胞内外のシフトほかさまざまな異常をきたす薬物の影響などがありうるからです．それを見つけるためには，ΔAG（デルタアニオンギャップ）と補正HCO_3^-について知ることが必要です．また，これらの原因疾患について，より深く検討するためには，尿中電解質の評価が必要になりますし，電解質異常とそれをきたすホルモン異常についても知っておく必要があります．これらは，後期研修医の到達目標ですので，文献やその他の書物を参考にしてください．

★ まとめ：代償式のウラワザ

❶ 代謝性アシドーシス・アルカローシスでは，マジックナンバー15（予測$PaCO_2$＝実測HCO_3^-＋15）で計算してみましょう

❷ 呼吸性アシドーシス・アルカローシス

　急性呼吸性アシドーシス　　　$HCO_3^- = 0.10 \times PaCO_2 + 21$　（$PaCO_2 > 40$）
　急性呼吸性アルカローシス　　$HCO_3^- = 0.20 \times PaCO_2 + 17$　（$PaCO_2 < 40$）
　慢性呼吸性アシドーシス　　　$HCO_3^- = 0.35 \times PaCO_2 + 11$　（$PaCO_2 > 40$）
　慢性呼吸性アルカローシス　　$HCO_3^- = 0.50 \times PaCO_2 + 5$　（$PaCO_2 < 40$）

参考文献

1) 『酸塩基平衡、水・電解質が好きになる　簡単なルールと演習問題で輸液をマスター』（今井裕一/著），羊土社，2007

Profile

北川 渡（Wataru Kitagawa）
愛知医科大学 腎臓・リウマチ膠原病内科／総合診療科（兼務）講師
「その12」（p.94）参照．

今井裕一（Hirokazu Imai）
愛知医科大学 腎臓・リウマチ膠原病内科 教授
「その12」（p.94）参照．

書類の書き方あれこれ

その14 めざせ！簡潔明瞭な診療録
～アセスメント＆プランを
　上手に記載するためのエッセンス

堀之内秀仁

- 適切な診療録を作成できるようになることは，医師の基本的素養のひとつ．
- 診療録は，他者（他の医療職，患者）の目に触れることを意識して作成する．
- 電子カルテの時代だからこそ，簡潔明瞭な診療録が求められる．

はじめに

　診療録は日記に似ています．毎日，推敲し，記載し，そしていつか振り返る．しかし，昔の診療録は，その読みやすさ，内容ともに，日記にはるかに及びませんでした．それが近年，診療録の進歩とともに，情報量が増え，意思決定過程が複雑化し，医師本人だけでなく第三者からの監査を受けることを想定した，日記をはるかにしのぐものになってきています．今，医師である研修医の皆さんが記載する診療録は，一個人の単なる備忘録ではなく，患者さんを含む病気と対峙する医療チームが，いかに困難に立ち向かったかの記録そのものなのです．

良い診療録とは？

　診療録には，公文書としての側面，診療情報の記録としての側面，第三者を意識した側面があります．

❶ 公文書，保険医療の基本事項としての側面
　保険医療機関及び保険医療養担当規則第22条
「保険医は，患者の診療を行った場合には，遅滞なく，様式第一号又はこれに準ずる様式の診療録に，当該診療に関し必要な事項を記載しなければならない」

❷ 診療情報の記録としての側面
・記載した情報，意思決定の方法は，後に医師本人が振り返ることができる
・担当医の交代などが起こった場合には，後の担当医の情報源となる

❸ 第三者を意識した側面
・記載内容は，医療チームのメンバーの目に入り，コミュニケーションのツールとなる

- 記載内容は，指導医によってもチェックされ，監査・教育の糸口となる
- 診療録開示を求められた場合には，記載内容がそのまま開示される

　これらの側面を意識するならば，おのずと良い診療録の姿が見えてきます．具体的には，下記のような点を備えている必要があります．

❶ 公文書，保険医療の基本事項としての側面から求められること
- 原則的に毎日記載を怠らない
- 医療行為の必要性，内容についての記載がある

❷ 診療情報の記録としての側面から求められること
- その段階での最もすぐれた判断とその材料が漏れなく記載されている

❸ 第三者を意識した側面から求められること
- 誰の目にとまっても了解可能であること（読める字で記載する，専門的な略語を控える）
- 誰の目にとまっても問題がないこと（差別用語の使用や感情的な表現の使用を控える）

診療録記載についての教育

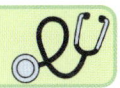

　日本における診療録記載についての教育は，1970年代以降にはじまり，近年では電子診療録の普及も進み，発展途上にあると言えます．診療録記載の基本概念として普及しているProblem Oriented System（問題志向システム，以下POS）は，問題解決型の行動科学理論からスタートし，診療記録方式・診療内容の監査ツールとしてWeedの論文で1960年代後半に紹介されました．このPOSを日本に紹介し，日本における診療録教育の先鞭をきったのが，日野原 重明先生の著書（「POS —医療と医学教育の革新のための新しいシステム」）[1]です．

診療録記載の際の具体的注意点

　診療録，特に経過記録を記載するときには，SOAP形式を用いることが推奨されています（表）．

表 ● SOAP形式の具体的な内容

S	：（Subjective）または（Symptomatic）	患者が直接提供する主観的情報
O	：（Objective）	医師や看護師が取り出す客観的情報
A	：（Assessment）	医師や看護師の判断
P	：（Plan）	患者の診断，治療指針，患者への教育

文献1 p.12より引用

記載内容のまとめ方と記載の手順

■ 手順1：できるだけ患者の言葉で，「S」を記載する

※もし追加質問した事柄があればその回答も「S」に記載する．

※できれば，こちらから聞いたこと（Closed Question）ばかりでない方が，よい．

■ 手順2：その日に行った診察，検査を振り返り，そのなかから記載すべき「O」を選び出す

※ここでどの「O」を選ぶかから，すでにすぐれた「Assessment & Plan」（アセスメント＆プラン）の書き方の第一歩が始まっている．

※Positive findings（診察・検査陽性）だけでなく，Negative findings（診察・検査陰性）も場合によっては同等の価値をもつ（その15，114ページ参照）．

■ 手順3：今後進行する「P」がどのようなものかを想起する．そのうえで「A」をまとめる

■ 手順4：なぜ現在のような「P」になったかを，「S」，「O」の記載内容を反映させながら，「A」にまとめる

※「A」の内容は，侵襲的な検査に踏み切るか否かの選択，治療法の選択，根本的な方針（倫理的な内容も含め）の選択，といった選択過程が見えるような記載を心がける．

■ 手順5：最終的な「P」を箇条書きで記載する

※診療録に記載する前に「P」は決まっていることがほとんどであり，そちらをまず明確にする．

※「P」は必ずしも診断・治療だけではなく，患者・家族に対する説明（インフォームド・コンセント）や教育も含まれる．

以上をふまえて，診療録の例をみてみましょう．

あまり上手とは言えない診療録

例1 ● 細菌性髄膜炎のあまり上手とは言えない診療録

S）とくになにもありません　　【本当はもっと話したのでは？】

O）
<SKIN>Jaundice（−），Cyanosis（−），ope scar（−） <HEAD>[Eyes] Conj. Not anemic & not icteric, Pupils round & isocoric, Reflex（+/+），EOM full [Ears & nose] n.p.，[Oral cavity] throat not swollen, not injected…
<CHEMISTRY>TP 6.8 g/dL，Alb 4.3 g/dL，BUN 10.7 mg/dL，Cr 0.64 mg/dL，T-bil 0.7 mg/dL，Chol 111 mg/dL，ALP 158 IU/L，LDH 160 IU/L，AST 18 IU/L，ALT 10 IU/L，Na 139 mEq/L，K 3.7 mEq/L，Cl 104 mEq/L，Gluc 106 mg/dL，CRP mg/dL
<CBC> WBC 5.2/μL，Hgb 12.5 g/dL，Hct 36.1%…

【毎日ここまで必要？】

A/P）
ワイセも正常化しているため再度ルンバールを行う適応なし．
CTRXを継続し，あと3日ほどでD/C．
Dis？

> ほかの人が見て理解できますか？

✏️ ずいぶんましな診療録

例2 ● 細菌性髄膜炎のずいぶんましな診療録

S）入院して点滴を受け始めてだいぶ楽になり，今はもう大丈夫です．
※質問事項：頭痛なし，嘔気嘔吐なし

> Open ended QuestionとClosed Questionを分けて

O）
バイタルサイン：意識清明，脈拍 88 /分整，体温 36.5℃
身体所見：項部硬直なし，Kernigサイン陰性
血液検査：WBC 5,200 /μL，CRP 3.2 mg/dL（前回より低下）．その他正常．

> 陽性所見と，大切な陰性所見を選び出して記載！

A）
細菌性髄膜炎治療開始後11日目であり，経過良好．
白血球は正常化し，腰椎穿刺をくり返す必要はなさそう．

P）
経過観察
セフトリアキソンをあと3日ほど継続し，終了の予定．
本人とご家族にも同様に伝え，退院の準備．

> ほかのスタッフへ伝える意味も含めて記載する

● アセスメントとプラン記載のエッセンス

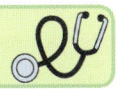

以下，なかなか自信がつかないという声の多いアセスメントとプランの記載のポイントを中心に解説します．

> **❶アセスメント記載のポイント**
> ・「S」「O」のどの情報に注目したか？
> ・どのような判断基準にのっとって決断したか？
> ・そのとき検討された対案にはどのようなものがあったか？
> ・本人や家族がその決定にどのようにかかわったか？
>
> **❷プラン記載のポイント**
> ・箇条書きで
> ・実行する医療行為，予定のみを記載する
> ・Diagnostic plan，Therapeutic plan，Educational planを意識して記載する

例3 ● 36歳男性．右下葉気管支肺炎．セフトリアキソン2g1日1回（入院3日目）

> S)
> 熱は出ていますが，体は楽になってきています． ←本人の言葉で記載する！
>
> O)
> バイタルサイン：体温38.2℃，脈拍72/分，呼吸回数12回/分，SpO_2 97%（Room Air）
> 呼吸音：右下肺野に弱いCrakle聴取（入院当初より若干改善）
> 皮膚：皮疹の出現なし ←Negative findingsも必要に応じて記載する
> 血液検査：WBC 9,800/μL（入院当日12,000/μL），CRP 13 mg/dL（入院当日10 mg/dL）
> 胸部X線写真：右下肺野の粒状網状影不変．
>
> A)
> ADROPシステム2点の市中肺炎に対してセフトリアキソンで治療中． ←判断基準となる重症度分類などを記載する
>   改善項目：自覚症状，呼吸音，白血球は改善．
>   悪化・不変項目：CRP，発熱 ←注目した所見をまとめる
> 発熱が持続していることが問題．
> 原因としては抗菌薬不応の肺炎，抗菌薬に対するアレルギーなどが考えられる．
> 現時点では抗菌薬を変えるほど全身状態悪化しておらず，アレルギーを疑うような症状の出現もない． ←今回採用しなかった治療法についても言及する
>
> P)
> あと数日現在の治療を継続．
> 発熱が続けば，薬剤熱・抗菌薬不応を疑って，セフトリアキソンからシプロフロキサシンへ変更する．同内容を患者に説明． ←患者へのEducationについても記載を怠らない

例4 ● 85歳女性．うっ血性心不全．心房細動．陳旧性心筋梗塞（入院翌日）

> S)
> 息が苦しい．酸素マスクが煩わしい．もう死んでしまいたい． ←できるだけ患者の言葉をそのままに記載する
>
> O)
> バイタルサイン：血圧140/82 mmHg，脈拍128/分，不整，SpO_2 100%（ベンチュリーマスク FiO_2 0.4），呼吸回数22/分
> 頸静脈怒張あり
> 心音：心雑音なし．Ⅲ音聴取．
> 呼吸音：両側Wheeze聴取．
> 胸部X線写真：両側うっ血像．心拡大．
> 血液ガス検査（FiO_2 0.4）：pH 7.43，PaO_2 120 mmHg，$PaCO_2$ 32 mmHg，HCO_3 22 mEq/L

A)
陳旧性心筋梗塞に伴うくり返す心不全で入院.
FiO₂ 0.4でPaO₂ 120 mmHgと悪化あり.
フロセミド使用するが,反応不良.
利尿剤以外の循環作動薬の使用と,呼吸管理の必要性あり.
呼吸管理方法としては,非侵襲的陽圧換気療法(NPPV)が第一選択だが,気管内挿管の必要が出てくる可能性もある.高齢であり,本人の治療拒絶も強いため,ご家族とその点について相談する必要がある.

P)
フロセミド継続.I/Oバランスを−500 mL程度目標に.
NPPV使用について,主治医,本人,ご家族と相談の場をセッティングする.

> 治療方法の選択について,医学的な面以外の問題点についても記載する

電子診療録時代の診療録記載

● 電子診療録の利点

利点1:文字が見やすい

利点2:推敲を行っても書き換えやすい

利点3:いろいろな情報を盛り込みやすい

● 電子診療録の欠点

欠点1:コピー&ペーストが多用される

欠点2:情報が多くなりすぎる

次に電子診療録の欠点が出てしまった例を示します.

ある日の診療録

S)
変わりありません.

O)
バイタルサイン:体温36.2℃,呼吸回数14回/分,SpO₂ 98%(Room Air)
呼吸音:左上肺野に弱いCrakle聴取(入院当初より若干改善)
血液検査:WBC 6,600/μL,CRP 1.2 mg/dL
胸部X線写真:左上肺野の浸潤影改善

次の日の診療録

S)
変わりありません.

O)
バイタルサイン:体温36.2℃,呼吸回数14回/分,SpO₂ 98%(Room Air)
呼吸音:左上肺野に弱いCrakle聴取(入院当初より若干改善)
血液検査:WBC 6,600/μL,CRP 1.2 mg/dL
胸部X線写真:左上肺野の浸潤影改善

> 全体的にコピー&ペースト!

A)
ADROPシステム2点の肺炎で治療開始後7日目.
セフトリアキソンが効果を示したことから，異型肺炎というよりは肺炎球菌をはじめとした一般細菌による肺炎であったと考えられる.
経過良好.

P)
抗菌薬を終了する.
退院時期を相談する.

A)
ADROPシステム2点の右上葉肺炎で治療開始後7日目.
セフトリアキソンが効果を示したことから，異型肺炎というよりは肺炎球菌をはじめとした一般細菌による肺炎であったと考えられる.
経過良好.

P)
抗菌薬を終了する.
退院時期を相談する.

> 右左すら間違っている
> 日付まで同じ！！
> 毎日同じことを考えているの？

「右上葉肺炎」とそのとき思って記載したのはよかったが，実は左上葉肺炎であった．その間違いはそのままコピー＆ペーストされ続け，次の入院時にまで「既往歴：右上葉肺炎」と記載されてしまった．

● おわりに

　診療録を見れば，その医師のレベルがたいていわかると言われています．研修医のうちはどうしても長く，必要以上に情報を詰め込んだ診療録になりがちです．徐々に不要な記載をそぎ落とし，電子診療録の良さを生かし，推敲された診療録をめざしてください．

文献・参考文献

1) 「POS—医療と医学教育の革新のための新しいシステム」（日野原 重明/著），医学書院，1973
2) 「The Problem Oriented System」（Hurst JW & Walker HK, eds），The Williams & Wilkins Company, Baltimore, 1972
3) Weed LL：Medical record that guide and teach. New Engl J Med, 278：593-657, 1968

Profile

堀之内秀仁（Hidehito Horinouchi）
国立がん研究センター中央病院 呼吸器内科 医長
日本最高のがん医療教育施設で皆さんをお待ちしています．
国立がん研究センター教育・研修のページ　http://www.facebook.com/CancerEducation/

書類の書き方あれこれ

その15 適切で役立つ診療録を書けるようになろう

水野　篤，山口典宏，徳田安春

- 診療録記載の意義と方法を学べ．
- アセスメントに潜むClinical Pearlsを感じ取れ．

● はじめに

　医師の業務のなかでも避けられない必須業務があります．それは診療録の記載です．診療録には医師としての義務と医学の面白さ，そして医師としてのセンスが凝縮されたところがあります．非常に興味深く，日常に直結しているのにどのように書いたらいいか誰も教えてくれないし，指導医の先生も教わっていないことがほとんどでしょう．本項では診療録の実際について指導医と研修医の対話形式で学んでいけたらと思います．さぁ，はじめましょう．

● Part1．診療録の意味とは？

指導医：ほな，はじめよか．
　　　　まず，診療録についてやけど，どんな意味があるんかは知っとるか？
研修医：意味って診療内容の記載ってことじゃないんですか？
指導医：せやな，医師法第24条1項に，「医師は患者を診療したら遅滞なく経過を記録すること」とあるんや．換言すると，**診療行為は診療録に記載されてはじめて診療したこととなる**．
研修医：わかりました．ちゃんと書けってことですね．
指導医：そういうことや．もう1つ大きな意味があるんやけど，何かわかるか？
研修医：ええっと…，わかりません…．
指導医：診療録を記載していくなかで，問題の定式化ができる．**読んだ人は何が事実であるか，そして，記載者の診断プロセス（思考過程）を共有できる**ってことや．
研修医：難しいですね…．
指導医：ほな具体例でみていこか．まず，次の診療録の基本的な記載項目は絶対覚えておいてほしい！！

> **★診療録の基本的記載項目**
> ・患者の基本情報
> ・氏名・年齢・性別（住所・保険証番号など）
> ・主訴（CC：chief complaint）
> ・現病歴（現症）（PI：present illness または OC：onset and course）
> ・既往歴（PH：past history）
> ・家族歴（FH：family history）
> ・生活（喫煙・飲酒など）・アレルギー歴，薬物内服歴
> ・ROS（review of systems）
> ・身体診察所見
> ・検査所見
> ・プロブレムリスト
> ・アセスメント
> ・プラン

研修医：覚えきれません….

指導医：すぐにやなくてもええけど，絶対覚えてもらわなあかん項目ばかりや．グループに分けて覚えたらええねん．
　　　　つまり，
　　　　① 患者の病歴聴取から得た**主観的所見**
　　　　② 患者の身体診察や検査から得た**客観的所見**
　　　　③ それらをまとめた**プロブレムリスト**
　　　　④ その**アセスメントとプラン**
　　　　の４つに分けたらええんや！！（図１）

研修医：なるほど，ちょっと見えてきました．

指導医：ほな次は，先生が実際に診療録を書いてみよか．

● Part2．診療録は時系列に沿って記載するのが基本

研修医：できました〜〜！！

> 症　例：69歳男性
> 主　訴：呼吸困難
> 現病歴：来院30分前からの呼吸困難で受診．9月21日ごろから，階段上り下りでの胸の痛みを感じていたようです．来院の40分前にも同じような胸の痛みがあったようです．…
> 　　　　（後，省略）

```
主観的所見
  ├ プロフィール
  ├ 主訴
  └ ROS: review of systems
      ├ 現病歴
      ├ 既往歴
      ├ 生活・アレルギー歴, 薬物内服歴
      └ 家族歴

客観的所見
  ├ 身体所見
  └ その他検査所見

プロブレムリスト

アセスメント＆プラン
```

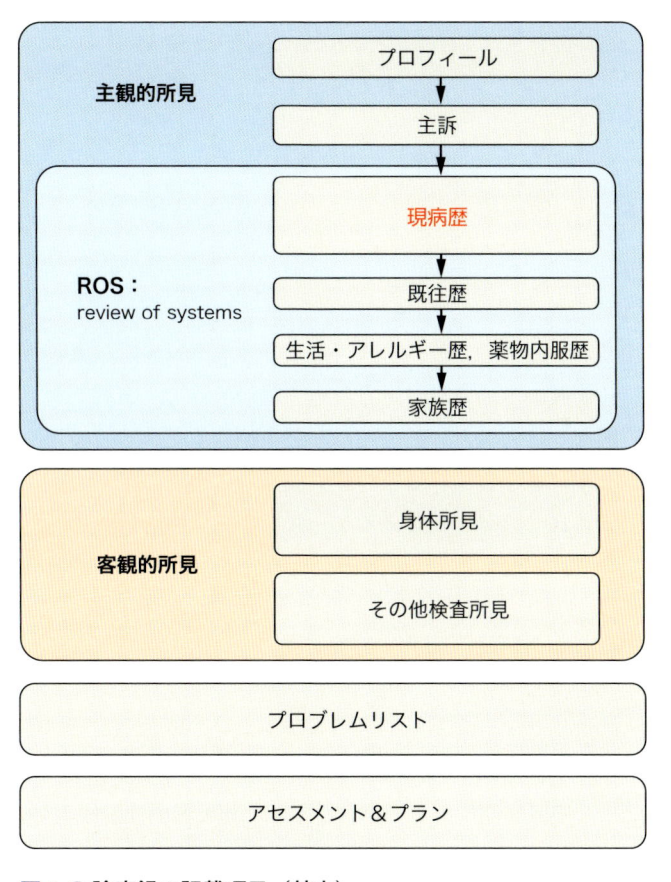

図1 ● 診療録の記載項目（基本）

指導医：おいおいおい，めちゃくちゃわかりにくいわ．まず，時系列がバラバラやねん．しかも9月21日とか，来院何分前とか読んでてわかりにくい．基本的に読み手のことも考えたら時系列順に並ぶんが当たり前やろ．

研修医：何かわかればいいような気がするんですが…．

指導医：わかりにくいから言っとるんやけど…．あと，時間的前後関係は因果関係を表すことが多い．さっきの例やと数日前？の労作時の胸痛，来院当日の胸痛が先行しての呼吸困難が出ているんやから，それだけでも狭心症，虚血性心疾患の疑いが高くなる．

研修医：なるほど～～．

指導医：ほな続きはどないなんねん？

● Part3. 主観的所見と客観的所見を混ぜるな！！

現病歴：来院4日前から階段昇降時の胸痛を自覚していた．来院当日も40分前より胸痛を自覚し，30分前から呼吸困難も伴うようになって来院．心電図でST変化なし，心筋逸脱酵素も陰性．

家族歴：…

指導医：ちょいちょい，待った待った．さっきも言ったけど，現病歴においては基本的に患者から聞いた（患者の）主観的所見で，客観的所見である血液検査や心電図などは入れたらあかんねん．主観的所見は患者の声，主訴に直接結びつくことやからここで診断をつけるつもりでやってほしい．ここで客観的所見にひきずられて診断を間違えるケースは多い．例えば，

86歳男性，発熱，肺炎球菌尿中抗原陽性，
胸部単純X線写真で左下肺野に軽度浸潤影．診断は？

研修医：肺炎じゃないですか？
指導医：よく家族に話を聞けば，この2日ぐらいでボーっとしはじめて意識障害が主訴で，増悪傾向にあるということから肺炎球菌性髄膜炎の診断に至ったケースや．
研修医：…．
指導医：病歴聴取で狭心症が高度に疑われてるから，かなり検査前確率は高い状態やねん．検査で陰性であっても偽陰性となりやすい状況や．つまり，診断過程において主観的所見つまり病歴聴取部分はかなり重要な位置を占めとるんやで．
研修医：なるほど，勉強になります．
指導医：ところで，この患者が虚血性心疾患が疑わしいのはええよな？
研修医：はい．
指導医：pertinent positive とか pertinent negative とかって知っとるか？
研修医：何ですか，それは？
指導医：例えばこの患者は虚血性心疾患が強く疑われるから，pertinent positive とは，喫煙歴や虚血性心疾患の家族歴など，疾患に関して関連が強い要素での陽性所見を現病歴に入れるということやねん．逆に陰性所見のことが pertinent negative っていうことやねん．
研修医：ほぉぉ〜〜．
指導医：ほなここまでで，いったんまとめてみよか．
研修医：はい！！

症　例：69歳男性
主　訴：呼吸困難
現病歴：来院4日前から階段昇降時の胸痛を自覚していた．来院当日も40分前より胸痛を自覚し，30分前から呼吸困難も伴うようになって来院．冠動脈リスクファクター：重喫煙歴（60本×30年），心筋梗塞の家族歴あり（父；心筋梗塞）
既往歴：特記すべきことなし
家族歴：父；心筋梗塞
生　活：喫煙；60本×30年，飲酒なし
アレルギー歴，薬物内服歴：特記すべきことなし
review of systems：特記すべきことなし

指導医：ええ感じになってきたな．ほな続きやな．

Part4. 客観的所見とアセスメントを混ぜるな！！

検査所見
　バイタルサイン：異常なし
　身体所見：心尖部に収縮期雑音あり．その他特記すべきことなし
　血液検査所見：CK，CKMB異常なし
　胸部単純X線：心不全なし
　心電図：ST上昇なし

プロブレムリスト
　#1. 呼吸困難
　#2. 労作時胸痛
　#3. 収縮期雑音

アセスメント＆プラン
　心電図ではST上昇がないが，胸痛は持続しており，血液検査でも心筋逸脱酵素の上昇がないため，ST上昇型の急性心筋梗塞は否定的．酸素飽和度も問題ないようなので，不安神経症の可能性が考えられる．狭心症は否定できないので明日再度循環器内科を受診後，心療内科を受診する方向とする．

指導医：さて，どこから直そうか．
研修医：結構完璧なつもりなんですけど….
指導医：まず，さっきと同じように客観的所見とアセスメントを混ぜたらあかんねん．バイタルサインとかCK，CKMB値は所見として記載（80 IU/Lなど）が必要や．それが異常であるかどうかとかは先生のアセスメントであって，思考のプロセスに入ってくるねん．例えば，収縮期血圧90 mmHgでも普段が150 mmHgの人

と普段が90 mmHgぐらいの人ではアセスメントが変わってくるから客観的所見は客観的所見として記載すべきやな．異常なしかどうかは決めつけたらあかん．

研修医：…わかりました．それは記載しておきます．

Part5. アセスメントの面白さとClinical Pearls

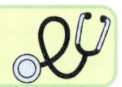

指導医：さて，ここからが問題やけど，心電図所見はST上昇がないだけか？心電図見してみ．これは，客観的所見としてはV2でR波増高していて（図2○），STが低下している（図2→）やろ．できる限り客観的に心電図も読まなあかん．

研修医：これらの所見は何を意味するんですか？

指導医：それは，アセスメントやな．答えからいけば後壁梗塞の所見やな．さっきの心電図の客観的な判読があれば，指導医からは必ず「後壁梗塞ちゃうか？見せてみ？」っていう話がでる．そうするとアセスメントがどうかということになってくる．さらに先生が聴いた収縮期雑音にも意味が出てくるねんけど，わかるか？

研修医：後壁梗塞ですか？ みたことないです．収縮期雑音は心尖部なんで僧房弁閉鎖不全かと思いました．結構聴こえやすかったです．

指導医：酸素飽和度が低下していないが，呼吸困難があって，収縮期雑音がある．しかも心電図では後壁梗塞やから，後壁梗塞に伴う腱索断裂による僧房弁閉鎖不全で左房内圧が上がったんやないかと考えられる．

研修医：何となくそんな気がしてきました．すべてが1つにつながった気がします．けど，

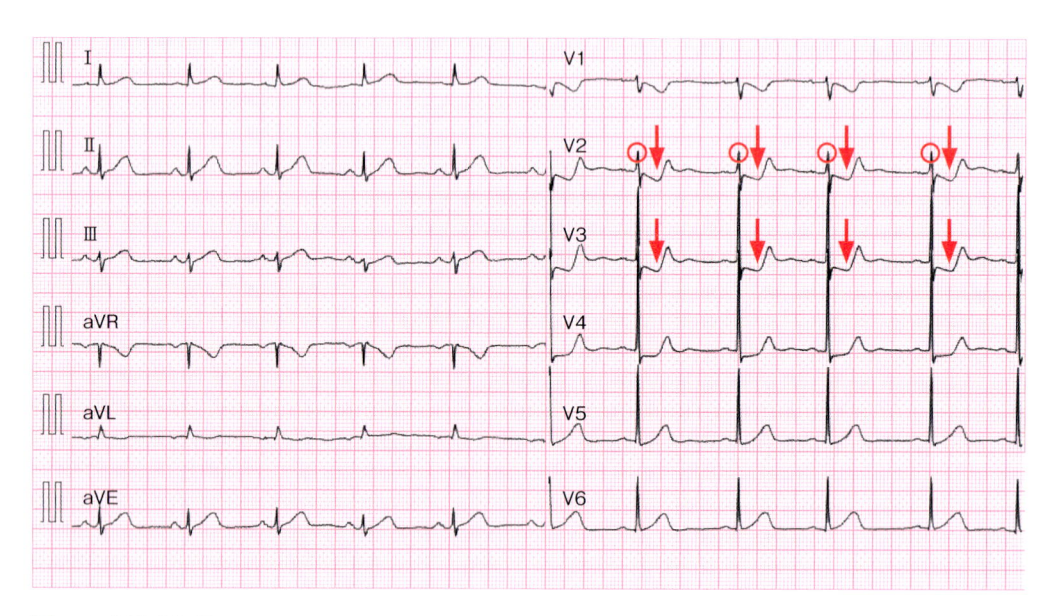

図2 ● 来院時心電図

　　　　　先生．そんなふうに知識がなかったら最終的には診断に至らないんですけど….
指導医：たしかにアセスメントの部分は知識や経験も必要や．ただし，先生らはまず客観的な所見を的確に集めることを学ばなあかん．今回もその心電図の判読での客観的所見での問題とアセスメントでの問題が明確に分けられたやろ？
　　　　　ここで診療録の話に戻るけど，主観的所見，客観的所見，プロブレムリスト，アセスメントを混ぜないことで，指導医をはじめチームの皆と情報共有ができて，診断プロセスの凝縮であるClinical Pearlsも学ぶことができるねん．さらに研修医もどの部分で間違っていたか，またどこまでは良かったかがわかる．
研修医：最後の思考プロセスは面白かったです．
指導医：せやろ．その思考プロセスを学んで，共有して，正確な診断や治療に反映できるようにすることが一番の目的やからな．
研修医：勉強になりました．
指導医：ほな，最後の部分をまとめとこか．

検査所見
バイタルサイン：血圧140/80 mmHg，脈拍数103/分，呼吸回数20/分，酸素飽和度96％（室内気）
身体所見：心尖部にLevine Ⅳ/Ⅵの汎収縮期雑音を聴取．S1（→）S2（→）S3（＋）S4（＋）．下腿の浮腫なし．その他特記すべきことなし
血液検査所見：CK 80 IU/L，CKMB 6 IU/L（その他省略）
胸部単純X線：心拡大なし．肋骨横隔膜角 鋭
心電図：心拍数104/分，洞調律，移行帯；V1-V2．V2でのR波の増高，V2.V3での2 mm程度の下降型のST低下

プロブレムリスト
♯1．呼吸困難
♯2．労作時胸痛
♯3．収縮期雑音

アセスメント＆プラン
労作性胸痛の既往のある60代男性で，40分持続する胸痛後の呼吸困難．虚血性心疾患のリスクファクターは重喫煙歴と家族歴があり，汎収縮期雑音を聴取していることから心筋梗塞に伴う急性僧房弁閉鎖不全症の可能性が考えられる．心電図所見からは後壁梗塞が示唆され，血液検査所見では心筋逸脱酵素の上昇はないものの心筋梗塞の疑いが強く，迅速に循環器内科のコンサルトを行うこととした．

指導医：ええ感じになったな．こんな感じで診療録の記載をしていってくれ．
　　　　　最後にポイントをまとめておくから見ておいてくれ．
研修医：はい．

> ★診療録の意味と記載内容を覚えてほしい!!
> ・4つに分けて覚えよう！！
>   ① 患者の病歴聴取から得た主観的所見
>   ② 患者の身体診察や検査から得た客観的所見
>   ③ それらをまとめたプロブレムリスト
>   ④ そのアセスメントとプラン
> ・診療録は時系列に沿って記載するのが基本
> ・主観的所見と客観的所見を混ぜるな！！
> ・客観的所見とアセスメントを混ぜるな！！
> ・アセスメントの面白さとそこにあるClinical Pearlsを学んでほしい！！

参考文献

1) Stanley J, et al : The Clinical Record in Medicine Part1 : Learning from Cases. Ann Intern Med, 114 : 902-907, 1991
2) Stanley J, et al : The Clinical Record in Medicine Part2 : Reforming Content and Purpose. Ann Intern Med, 114 : 980-985, 1991
   ↑診療録の歴史ということがよくわかる．症例というものを学ぶ意識が重要である．
3) Weed LL : Medical records, medical education and patient care : The problem-oriented record as a basic tool. Case Western Reserve University Press, pp1-273, 1969
   ↑やはりPOMRの基本はここから．Problemから読み解くアートと医学という学術の歴史はここで変わったと思われる．

Profile

水野 篤（Atsushi Mizuno）
聖路加国際病院 内科
2005年京都大学卒業．神戸医療センター中央市民病院にて初期研修修了．プレゼンテーションと診断学というものに目覚める．2007年聖路加国際病院入職．山口医師・徳田医師と出会い，診断学の面白さにさらにのめり込む．内科チーフレジデント終了後，循環器内科後期研修を修了．2013年現在同院循環器内科医員．

山口典宏（Norihiro Yamaguchi）
Beth Israel Medical Center/Mount Sinai Icahn School of Medicine 内科
2005年大阪市立大学卒業．天理よろづ相談所病院にて初期研修．
2007年聖路加国際病院内科シニアレジデント，2009年同チーフレジデント．
2011年まで血液内科，腫瘍内科で研修．2012年ハーバード公衆衛生大学院修士課程卒業．
2012年ベスイスラエルディコネス病院血液腫瘍内科リサーチフェロー．
2013年現在ニューヨークで内科レジデントやってます！レジデント9年目！！！

徳田安春（Yasuharu Tokuda）
筑波大学附属水戸地域医療教育センター 水戸協同病院 総合診療科
筑波大学大学院人間総合科学研究科医学医療系教授，ハーバード大学大学院MPH，医学博士，日本内科学会認定総合内科専門医，米国内科学会上級会員（FACP），獨協医科大学客員教授，聖マリアンナ医科大学客員教授．趣味は読書，映画鑑賞．
メール：tokuyasu@orange.ocn.ne.jp
ホームページ：http://sites.google.com/site/tokudayasuharunokoushikipeji/
ツイッター：http://twitter.com/yasuharutokuda

書類の書き方あれこれ

その16 今すぐ覚えたい
入院証明書を書くときの注意

奈良信雄

- 入院の原因になった傷病名，入院までの経過，入院後の経過を正確かつ簡潔に記載する．
- 依頼されたらできるだけ早く記載する．

● はじめに

　医師の書く書類は，学生時代のレポートなどと違い，厳正な**公式文書**です．まず正確であることが重要で，簡潔であることが望まれます．しかも，医療関係者以外の第三者が読んでも理解できるよう，平易な文章を心がけることも大切です．美辞麗句を並べる必要はありません．もちろん，わかりやすい字で明瞭に記載しなくてはなりません．

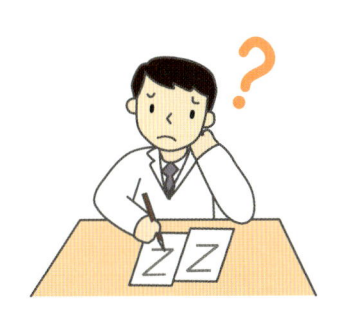

● どんなときに書類を作成するか

　入院証明書は，患者が実際に入院している（入院していた）ことを**公式に証明**するものです．入院証明書の作成を依頼されるのは，次のような場合です．

❶ 入院期間の保険給付金査定

　入院期間の**保険給付金査定**のため，**生命保険会社**や**総務省**などへ提出．この場合には，すみやかに記載して提出しないと，保険金の給付が遅滞して患者に迷惑のかかることがあります．

❷ 自動車免許更新手続き

　入院したために**自動車免許更新手続き**ができなかった場合，入院証明書（診断書）を**運転免許センター**等へ失効手続き等のために提出する場合があります．

❸ その他

　その他，病気や外傷のために入院している（入院していた）ことを**公式に証明**する場合です．例えば，**勤務先**や**学校**に提出する場合があります．

書類の作成の実際

疾病の診断書と基本的には同じです．保険会社などの指定用紙がある場合には，**専用の用紙**に記入するようにします．入院証明書の記入例を図に示します．

入院証明書（診断書）（例）

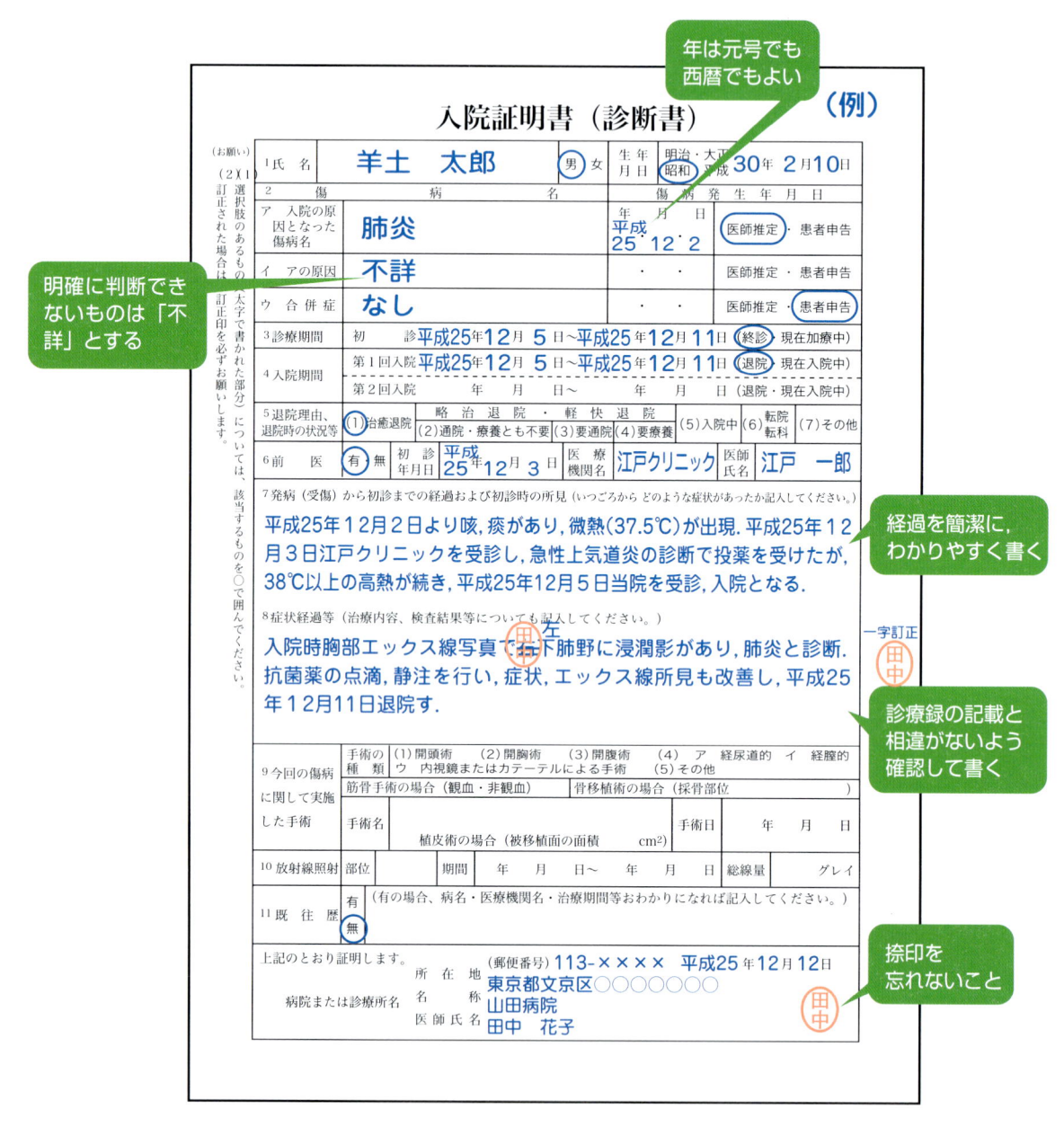

- 年は元号でも西暦でもよい
- 明確に判断できないものは「不詳」とする
- 経過を簡潔に，わかりやすく書く
- 一字訂正
- 診療録の記載と相違がないよう確認して書く
- 捺印を忘れないこと

記入内容の例：

1. 氏名：羊土 太郎（男）　生年月日：昭和30年2月10日
2. 傷病名
   - ア 入院の原因となった傷病名：肺炎／傷病発生年月日：平成25年12月2日（医師推定）
   - イ アの原因：不詳
   - ウ 合併症：なし（患者申告）
3. 診療期間：初診 平成25年12月5日〜平成25年12月11日（終診）
4. 入院期間：第1回入院 平成25年12月5日〜平成25年12月11日（退院）
5. 退院理由，退院時の状況等：①治癒退院
6. 前医：有　初診年月日 平成25年12月3日　医療機関名 江戸クリニック　医師氏名 江戸 一郎
7. 発病（受傷）から初診までの経過および初診時の所見：
   平成25年12月2日より咳，痰があり，微熱（37.5℃）が出現．平成25年12月3日江戸クリニックを受診し，急性上気道炎の診断で投薬を受けたが，38℃以上の高熱が続き，平成25年12月5日当院を受診，入院となる．
8. 症状経過等：
   入院時胸部エックス線写真で田下肺野に浸潤影があり，肺炎と診断．（一字訂正：田→年／田→中）抗菌薬の点滴，静注を行い，症状，エックス線所見も改善し，平成25年12月11日退院す．
11. 既往歴：無

上記のとおり証明します．　平成25年12月12日
所在地（郵便番号）113-××××　東京都文京区○○○○○○
病院または診療所名：山田病院
医師氏名：田中 花子（印）

図　入院証明書（診断書）の記入例
わかりやすくするため，記入事項は青で示した

📝 記入する事項

記入する事項としては,

- ・患者氏名
- ・性　別
- ・生年月日
- ・入院の原因となった傷病名
- ・傷病発生年月日
- ・傷病発生の原因
- ・診療期間
- ・入院期間
- ・退院時の状況
- ・前　医
- ・経　過
- ・治療内容
- ・証明書の記載日
- ・病院（診療所）の住所，名称
- ・証明書を発行した医師名，捺印

📝 記入上の注意など

❶ 記入事項の内容が特定できないときは？

傷病の原因や発生時期を特定できないことも実際には多いと思います．この場合には，単なる推測で記入するのではなく，「**不詳**」として記載します．

❷ 前医での治療について

もしも以前にほかの医療機関に入院していたり治療を受けている場合には，前医での治療経過等の記入を求められます．患者さんから内容を聞いて記載することも多いのですが，前医に**問い合わせ**をしたうえで記入するようにした方が正確です．

❸ 間違ってしまったら？

誤って記載した場合には，当該箇所に**二重線を引いて**その上に正しい記述をします．そして二重線の上に署名するときに使うのと同じ印鑑を押します．さらに同じ行の欄外に，訂正したことがわかるように，「〇〇字訂正」と記入して，捺印しておきます．

なお，訂正する箇所を修正インクで消して，その上に記入してはいけません．この方が体裁的にはきれいなのですが，公文書では修正インクによる訂正は認められません．

❹ 署名捺印を忘れずに！

公式文書ですので，**署名捺印**が必要になります．捺印を忘れると，再度提出を依頼されますので，必ず捺印してください．

❺ 指導医にチェックしてもらおう！

作成した書類は，提出する前に指導医にチェックしてもらうとよいでしょう．公式文書のため，間違いのないように**ダブルチェック**が望まれます．

> ★ 入院証明書作成時の注意のまとめ
> ・作成を依頼されたら,できるだけ早い時期に作成し,提出する
> ・入院している(入院していた)ことが客観的にわかるよう,正確に記入する.特に日時など,診療録の記載内容と異ならないよう,十分に確認しながら記入する
> ・証明書は患者本人に渡すのが原則である.ただし,委任状があれば,患者の家族や保険会社社員などの代理人に渡すこともある

● おわりに

　かなり以前の話になります.実際の事実ではなく,患者側から依頼された通りに,虚偽の事項を診断書に書いたさる高名な医師が公職を追われました.いくら高名といえども,事実を曲げた書類を書くことは医師として決して許されません.研修医が書く公式書類のなかでも,入院証明書は研修医になってから比較的早いうちに書くことになると思います.**正確な記載**を心がけてください.

参考文献

1) 長田　薫:診断書・証明書.「臨床研修イラストレイテッド第3巻 基本手技［診察と検査］改訂第4版」(奈良信雄/編), pp232-234, 羊土社, 2011

Profile

奈良信雄(Nobuo Nara)
東京医科歯科大学 医歯学教育システム研究センター長／(兼)大学院医歯学総合研究科 臨床検査医学分野 教授
専門:医学教育,血液内科学,臨床検査医学.明日の医学・医療を担ってくれる人材を育成することに専念しています.

書類の書き方あれこれ

その17 今すぐ覚えたい
意見書を書くときの注意

奈良信雄

- 医師としての客観的な意見を記載する．
- 必要とされる情報を正確に記載する．

● はじめに

　公的な医療や介護を受ける際に，それらの行為が医学的な見地からみて適正であるかどうかの判断を求められることがあります．公的機関から医師としての意見を求められた場合には，すみやかに書類を作成してください．書類の提出が遅れると介護サービスを受けられないなどの不利益を患者が被ることもあります．

● どんなときに書類を作成するか

　医師の**意見書**は，患者の状態を公的機関に**客観的に報告**するものです．公的機関では医師の意見書に基づいて審議されたうえで，患者に対する種々の医療・介護が決定されます．その意味で医師の意見書は重大な意義をもっています．
　公的に医師としての意見書を求められるのは，次のような場合です．

❶ 養育医療意見書

　出生児の体重が2,000 g以下など**母子保健法**第6条第6項に規定される**未熟児**が養育のために病院または診療所に入所して医療が必要となる場合に，養育医療の必要となる症状，理由を記載する．**養育医療意見書**は，申請者（親権者または後見人）を介して，**養育医療給付申請書，世帯調書**およびその他関係証明書とともに**保健所**に提出される．審査のうえ，保健所から養育医療券が交付される．

❷ 生活保護法に基づく医療要否意見書，給付要否意見書

　生活保護法第11条第4号では生活保護の種類として医療，介護扶助等が定められています．これに基づき，指定医療機関医療担当規定では，生活保護法の規定により，患者および保護の実施機関（管轄福祉事務所等）から必要な証明書や意見書等の交付を求められたときは，無償で交付することが義務づけられています．

担当医師が書く意見書には次のようなものがあります．

● **医療要否意見書**

被生活保護者の傷病名，主な症状，今後の診療見込み等を指定の書式に記載し，管轄福祉事務所長に提出します．これにより**必要な医療**が開始され，診療見込み期間に対して生活保護法医療券が発給されます．

● **給付要否意見書**

義肢，歩行補助杖，ストーマ用装具や尿中糖定性半定量検査用試験紙など，治療等の一環として必要でやむを得ない事由の認められる**治療材料等**に対し，**要否意見**を所定の様式に記入して管轄福祉事務所長に提出します．認可されると，被保護者に治療材料等が支給されることになります．

❸ **介護保険法に基づく主治医意見書**

要介護の認定を受けようとする被保険者は，被保険者証を添付して市町村に認定を申請します．申請を受けた市町村は，被保険者の診療にあたっている主治医に対し，当該被保険者の身体上または精神上の障害になっている疾病または負傷の状況等の意見を求めます．依頼を受けた主治医は所定の意見書に記入し，市町村に提出します．**主治医意見書**，介護支援専門員が記入する**認定調査票等**を基に，**介護認定審査会**が審査し，**要介護度**を認定します．認定に基づき，介護サービス計画が作成され，被保険者が介護サービスを受けられるようになります（図）．

● 書類の作成の実際

意見書はそれぞれに指定された書類があり，それらに記載します．いずれも所定の様式に則って記載します．代表的な例として，介護保険法に基づく主治医意見書を示します（図）．

あくまでも意見であり，客観的な評価を記載します．上級医に確認するとよいでしょう．記入する事項は下記の通りです．

- ・申請者氏名
- ・性別
- ・生年月日
- ・住所
- ・最終診察日
- ・診断名（発症年月日）

- ・経過と治療
- ・心身の状態に関する意見
- ・生活機能とサービスに関する意見
- ・医師氏名
- ・医療機関名，住所

図 介護保険法に基づく主治医意見書①
記入事項を青で示した

記載上の注意

❶ 所定の様式に沿って記入する

必要な事項は漏れのないように記入します．

❷ 医師としての客観的な立場から，的確かつ詳細な医学的情報を提供する

症状の経過や，治療の見込み等，医学的な専門知識に基づいて正確に記載します．

図 ● 介護保険法に基づく主治医意見書②

❸ 間違ってしまったら？

公式文書なので，間違って記載した場合には修正インクを使用するのではなく，該当部位に二重線を引いて，その上に正しい記述をします．二重線には署名捺印と同じ印鑑を押しておきます．そして，同じ行の欄外に「○○字訂正」と記入して捺印します．

❹ 署名捺印を忘れないように

わが国の公式文書はすべて**署名**と**捺印**が必要です．

> ★ 意見書作成時の注意のまとめ
>
> 意見書は市町村などの公的機関から依頼されます．依頼されたら，所定の様式にできるだけすみやかに記入し，提出しましょう．
> 患者の症状や治療経過などは，診療録に基づき，事実と異ならないように，正確に記載してください．

● おわりに

　医師の仕事の大半が書類に忙殺されるという悲しい現実があります．しかし，患者が不利益を被らないように，法律に基づいて医療や介護のサービスを患者が受けることができる場合には，意見書はすみやかに記入して申請者に渡すようにしてください．意見書が遅れたためにせっかくの公的補助が受けられないことは患者に迷惑をかけてしまいます．

　要介護度などは公的機関（**介護認定審査会**）で慎重に審査のうえ決定されます．医師が個人的な見解で**要介護度**を患者・家族に話した場合に，実際に認定された要介護度と異なり，トラブルになる事例をしばしば見受けます．医師としてはあくまでも医学的見解を記載するだけで，審査には医師の意見書以外の要件も判断されますので，医師の個人的判断を直接に患者や家族に伝えないようにしてください．

参考文献

1）長田 薫：診断書・証明書．「臨床研修イラストレイテッド第3巻 基本手技［診察と検査］改訂第4版」（奈良信雄／編），pp232-234，羊土社，2011

Profile

奈良信雄（Nobuo Nara）
東京医科歯科大学 医歯学教育システム研究センター長／（兼）大学院医歯学総合研究科 臨床検査医学分野 教授
「その16」（p.122）参照．

書類の書き方あれこれ

その18 今すぐ覚えたい
死亡診断書を書くときの注意

奈良信雄

- 医師法に規定された条項にそって記載する．
- 正確に記載し，指導医のチェックを受ける．

● はじめに

　数ある書類のなかでも，死亡診断書は尊厳ある人間の"死"を医学的および法律的に証明するという点から，最も重要な公文書の1つと言えます．死に関する医学的な客観的事実を正確に記載します．死亡したことを確実に診断し，死亡時刻，死亡した場所，死亡の原因などを正確に記載しなければなりません．死亡診断書は人口動態統計の基礎資料にもなり，疫学的な観点からも重要な意義をもっています．

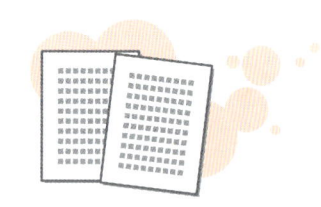

● どんなときに死亡診断書を作成するか

　人の死に立ち会った医師は死亡診断書を作成する義務があることは医師法第19条に，また自らが立ち会っていない人の死亡診断書を書いてはならないことは医師法第20条に謳われています．死亡診断書に記載するべき事項は医師法施行規則第20条に掲げられています．

❶ 死亡診断書を交付しなければならない場合

　医師が患者の臨終に立ち会い，死を見届けた場合には死亡診断書を交付することが求められます．

❷ 死亡診断書を交付できない場合

　自ら臨終に立ち会っていない者の死亡診断書を交付してはなりません．ただし例外として，診療している患者が受診後の24時間以内に死亡した場合，その患者の原疾患の自然の成り行きで死亡したことが確実と思われるときには，臨終に立ち会っていなくても死亡診

断書を交付することが認められています．

❸ 所轄の警察に届け出が必要な場合

次の場合には所轄の警察署に連絡します．

- 初診で来院した患者が24時間以内に死亡した場合
- 診療を継続している患者で，死亡原因と治療中の疾病との因果関係が明確でない場合
- 心肺停止で来院した患者が，蘇生しないままで来院後24時間以内に死亡した場合

書類の作成の実際

死亡診断書は厚生労働省が作成している死亡診断書記入マニュアルに則って記載するようにします．死亡診断書記入例を図に示します．

記入する事項

死亡診断書には下記の事項を記載し，署名捺印します．

- 死亡者の氏名，生年月日
- 死亡の年月日時分
- 死亡の場所，その種別
- 死亡の原因となった傷病の名称と継続期間
- 上記傷病の経過に影響を及ぼした傷病の名称と継続期間
- 手術の有無，手術のある場合にはその部位，主要所見，年月日
- 解剖の有無，解剖した場合にはその主要所見
- 死因の種類
- 外因死の場合には，傷害発生の年月日，場所および種別，外因死の手段および状況
- 生後1年未満で病死した場合には，出生時の体重，単胎か多胎かの別（多胎の場合には出産順位），妊娠週数，母の妊娠時および分娩時の身体状況，母の生年月日，母の出産した子の数
- 診断の年月日
- 当該文書の交付年月日
- 作成した医師の所属する病院や診療所などの名称，住所，医師の氏名，捺印

死亡診断書（死体検案書）の記入例

氏　名	羊土 一太	①男 2女	生年月日	明治 昭和 大正 平成　15年 3月 8日 （生まれてから30日以内に死亡したときは生まれた時刻も書いてください）午前・午後　時　分

> 不要なものを2本線で消す
捺印は不要
※ただし記入事項を書き間違えた場合は訂正印が必要

死亡したとき　平成 25年 12月 17日　午前・午後　8時 25分

> 死亡時刻は分まで書く

死亡したところ及びその種別
- 死亡したところの種別：①病院 2診療所 3老人保健施設 4助産所 5老人ホーム 6自宅 7その他
- 死亡したところ：東京都文京区△△△
- 施設の名称：江戸病院

死の原因
- Ⅰ (ア) 直接死因：クモ膜下出血　発病から死亡までの期間：1日
- (イ)(ア)の原因：高血圧症　約10年
- (ウ)(イ)の原因：
- (エ)(ウ)の原因：
- Ⅱ 直接には死因に関係しないが、Ⅰ欄の傷病経過に影響を及ぼした傷病名等

> 日本語で傷病名を書く

◆Ⅰ欄、Ⅱ欄ともに疾患の終末期の状態としての心不全、呼吸不全等は書かないでください。
◆Ⅰ欄では、最も死亡に影響を与えた傷病名を医学的因果関係の順番で書いてください。
◆Ⅰ欄の傷病名の記載は各欄一つにしてください。ただし、欄が不足する場合は（エ）欄に残りを医学的因果関係の順番で書いてください。

手術　①無 2有｛部位及び主要所見｝　手術年月日 平成・昭和　年　月　日
解剖　①無 2有｛主要所見｝

死因の種類
- ①病死及び自然死
- 外因死｛不慮の外因死｛2交通事故 3転倒・転落 4溺水 5煙、火災及び火焔による傷害 6窒息 7中毒 8その他｝その他及び不詳の外因死｛9自殺 10他殺 11その他及び不詳の外因｝
- 12不詳の死

外因死の追加事項
- 傷害が発生したとき：平成・昭和　年 月 日　午前・午後　時 分
- 傷害が発生したところ：都道府県 市区郡 町村
- 傷害が発生したところの種別：1住居 2工場及び建築現場 3道路 4その他（　）
- 手段及び状況

◆伝聞又は推定情報の場合でも書いてください

> 空欄には斜線を引く

生後1年未満で病死した場合の追加事項
- 出生時体重：　グラム
- 単胎・多胎の別：1単胎 2多胎（　子中第　子）
- 妊娠週数：満　週
- 妊娠・分娩時における母体の病態又は異状：1無 2有｛　｝ 3不詳
- 母の生年月日：昭和・平成　年 月 日
- 前回までの妊娠の結果：出生児　人　死産児　胎（妊娠満22週以後に限る）

その他特に付言すべきことがら

上記のとおり診断（検案）する　診断（検案）年月日 平成 25年 12月 17日
本診断書（検案書）発行年月日 平成 25年 12月 17日
（病院、診療所若しくは老人保健施設等の名称及び所在地又は医師の住所）東京都文京区△△△ 江戸病院
（氏名）医師 江戸花子　㊞

図　死亡診断書の例
記入事項を青で示した

記入上の注意など

① 記入に誤りのないことを確認する
② 空欄には斜線を引く
③ 死亡に関する事項につき，社会的，医学的に正しい真実を記入する．死亡診断書が，刑事や民事訴訟などの証拠，補償，保険などの認定や査定の資料になりうる内容であることに注意する
④ 国際的に死因統計などの比較ができる内容であること

死亡の原因欄の記載における注意事項

❶ Ⅰ 欄

最も患者の死に影響を与えた傷病名を直接死因（ア）とし，因果関係がわかるように（イ）〜（エ）の順に記入します．

終末期の状態としての心不全や呼吸不全などは記載しないようにします．

各傷病の記載では，できるだけ発症の型（例：急性），病因（例：病原体名），部位（例：胃噴門部），性状（例：病理組織型）などを記入するようにします．

> （例）肝炎　　→　急性Ｂ型肝炎
> 　　　肺炎　　→　肺炎球菌性肺炎
> 　　　胃癌　　→　胃噴門部未分化型腺癌
> 　　　糖尿病　→　Ⅱ型糖尿病
> 　　　心筋梗塞　→　下壁急性貫通性心筋梗塞

傷病名は簡潔に記入します．

> （例）高血圧による脳出血　→　Ⅰ欄の（ア）に「脳出血」
> 　　　　　　　　　　　　　　Ⅰ欄の（イ）に「高血圧」

病原体名がわかる場合には病原体名を記入します．

> （例）肺真菌症　→　肺アスペルギルス症

❷ Ⅱ 欄

死因に直接には関係しないが，Ⅰ欄で記載した傷病経過に影響を与えた傷病名を記入します．

> ★ 死亡診断書作成時の注意のまとめ
> ・患者の死に立ち会った医師は死亡診断書を作成する
> ・死亡診断書には，死に関して社会的，医学的に正確な真実を記載する
> ・死亡診断書に記載された内容は，訴訟や保険認定などに使用されることがあり，死因統計の資料にもなる

● おわりに

　数ある書類のうちでも，死亡診断書は重要な意味をもっています．間違った記載をしないよう入念に確認し，提出する前に指導医のチェックを受けるようにしてください．

　なお，治療を継続していない人が死亡した場合や，治療を継続中の患者でも診療中の原疾患とは無関係の原因で死亡した場合には，死亡診断書ではなく，「死体検案書」を交付します．研修医が死体検案書を記入することはほとんどないと思いますので，ここでは割愛しました．

参考文献

1）長田　薫：死亡診断書（死体検案書）．「臨床研修イラストレイテッド第3巻 基本手技［診察と検査］改訂第4版」（奈良信雄/編），pp244-251，2011，羊土社

Profile

奈良信雄（Nobuo Nara）
東京医科歯科大学 医歯学教育システム研究センター長／（兼）大学院医歯学総合研究科 臨床検査医学分野 教授
「その16」（p.122）参照．

書類の書き方あれこれ

その19 間違わずに処方を書く方法

蓮井謙一，川崎寛一

> くすりの処方を書くために
> ❶ くすりを知ろう ………………………… 紹介状や持参薬は特に要チェック
> ❷ 検査データは常に頭に ………………… くすりには，それぞれ注意すべき検査値がある
> ❸ 患者のQOLを考えた剤形の選択を …… くすりによっては，複数の剤形をもっている
> ❹ 処方せんができたら再度の見直しを … 単位や小数点の間違いは死亡事故に繋がる可能性がある

● はじめに

　薬剤師法第24条で，疑わしき処方せんは，そのまま調剤してはならない，必ず医師に疑義をただし，確認し納得したうえで調剤しなければならない，とされています．

　こうした行為を「疑義照会」と呼び，薬局では，毎日十数回の疑義照会を医師にかけます．その結果，当院では月に50件を超える処方ミスを発見しています．

　処方ミスの30％以上が臨床研修医や医師になって5年以内の医師のものです（表1）．当院の調査では，処方ミスの13％が初期研修医によるものでした．ミスの内容については，最初はくすりそのものの知識不足から生じた処方ミスが多く見受けられますが，処方せんを書く機会が増えるにつれ，小数点を間違えたり，違うくすりを処方するなど単純な処方ミスも目立ってきます．

　ここでは，薬剤師からみてヒヤッとした事例やここは注意していた方が良いと思う事項を列挙しました．参考になれば幸いです．

表1 ● 当院の平成25年10月における疑義照会件数

		初期研修医	後期研修医	研修医計	その他の医師	総計	研修医の占める割合
疑義照会件数		9	18	27	45	72	37.5％
疑義照会後	処方変更	8	14	22	36	58	37.9％
	変更なし	1	4	5	9	14	35.7％

研修医数の全医師数に占める割合は約28％．
薬剤師は，処方せんについて疑義があるとき，必ず医師に問い合わせを行わなければならない（薬剤師法第24条）．表は，疑義照会した総数とそのなかに占める研修医の割合を示した．

まず，くすりを知ろう！

間違い処方例①　消化性潰瘍の処方

ガスター®D錠20 mg　　1回1錠　　1日1回　朝食後
ザンタック®錠150 mg　1回1錠　　1日1回　寝る前　　7日分

ときどき，同効薬を重ねて処方されることがあります．処方医に疑義照会すると一方が削除になります．

● 解　説

処方例はヒスタミンH_2受容体拮抗薬（H_2ブロッカー）が2剤処方されています．H_2ブロッカーは胃粘膜壁細胞のヒスタミンH_2受容体に結合しヒスタミンの遊離を抑え胃酸の分泌を強力に抑制します．処方例の2剤は作用機序が同じであるため，併用による効果は期待できません．また，発現する副作用のプロファイルが両薬剤で異なるため併用は副作用発現のリスクを高めます．

処方例では両薬剤とも増量の余地があるので，効果が不十分な場合はどちらか一方の薬剤の増量が望ましいと考えられます．

● 参　考

くすりを知るには，教科書をはじめさまざまな出版物が出ていますが，薬剤師がよく使うのは「今日の治療薬」（南江堂），「治療薬マニュアル」（医学書院）などです．市販されているほとんどの医薬品が収載されており，薬効群別に書かれているので，そのくすりの薬効・用法・用量さらには同効薬についての情報も知ることができます．

目的に適した剤形を！

間違い処方例②　疼痛コントロール

MSコンチン®錠10 mg　　1回1錠　　頓用　　疼痛時　　10回分

MSコンチン®錠は，1日2回の服用で24時間にわたって疼痛をコントロールする，徐放性製剤です．徐放性製剤は頓用目的には不向きです．

● 解　説

モルヒネは血中半減期が短いため，24時間にわたり安定した鎮痛効果を得るためには4

時間ごと，1日6回の投与が必要とされています．しかし，MSコンチン®をはじめとする徐放性製剤の登場により1日1～2回の投与で24時間にわたり安定した血中濃度が得られるようになり，患者のQOLは大きく向上しました．

しかし，良好な疼痛コントロールの得られている患者でも時折，突出痛と言われる突発的な痛みを生ずることがあります．**徐放性製剤は血中濃度の立ち上がりが悪く，突発的な痛みには向きません**．この目的に使用する薬剤をレスキュードーズと呼び，即効型の薬剤が用いられます．従来は塩酸モルヒネ末（散・水）などが使われていましたが，苦味が強く服用に苦慮していました．最近ではオプソ®内服液やオキノーム®散，アンペック®坐剤などの簡便に投与できる製剤が登場し，患者のQOL向上に役立っています．

ハイリスク薬を知っておこう

間違い処方例③　経口抗がん剤

ティーエスワン®配合カプセルT20　　1回3カプセル　　1日2回　朝夕食後　　30日分

多くの場合において，くすりは毒であり，さじ加減が重要です．特に安全管理が必要なくすり（ハイリスク薬）は処方ミスにより死亡事故に繋がる可能性があります．そうした注意を払うべき医薬品をあげられるようになってください（表2）．

● 解　説

処方例にあるティーエスワン®は，5-FUのプロドラッグであるテガフールと，5-FUの代謝を阻害し血中濃度を高めるギメラシル，消化管障害を軽減するオテラシルカリウムの配合剤です．これら3成分を配合することにより，経口抗がん剤でありながら高い治療効果が期待できる薬剤として広く使われています．

ただ，副作用として従来の経口抗がん剤ではみられなかった骨髄抑制が高い頻度で発現します．そのため，投与にあたっては必ず休薬期間を設け，骨髄機能の回復を図る必要があります．通常は4週間服用し2週間休薬する用法ですが，これと異なる投与間隔でも連続投与が28日間を超えることはありません．添付文書上では，重篤な副作用を早期に発見するため，2週間に1回以上の頻度で臨床検査を行うことになっています．

多くの薬剤部では，こうしたくすりについて患者ごとの薬歴をつけ処方管理をしており，処方例の場合も，薬剤部から投与間隔や検査状況の確認を医師に行い，患者の安全を確保します．研修医の皆さんも，**マニュアルなどで確認するとともに上級医のチェックを受け，十分に注意して処方してください**．

● 参　考

　特に安全管理が必要な薬品については，ハイリスク薬として薬剤師による薬学的管理が評価されるようになっています．表2には患者ごとに投与量の調節が必要な薬剤や重篤な副作用が起こりやすい薬剤など，使用にあたって注意が必要な薬剤がまとめられていますので，研修医の皆さんも覚えておいてください．

表2 ● 特に安全管理が必要な医薬品群

・抗悪性腫瘍剤	・免疫抑制剤	・不整脈用剤	・抗てんかん剤
・血液凝固阻止剤 （内服薬に限る）	・ジギタリス製剤	・テオフィリン製剤	・カリウム製剤 （注射に限る）
・精神神経用剤	・糖尿病用剤	・膵臓ホルモン剤	・抗HIV薬

トラブルへの対応法を知っておこう

間違い処方例④　抗がん剤ナベルビン® の血管外漏出対応

リンデロン® VG軟膏　　10本　　塗布

　抗がん剤の血管外漏出は，1〜7％程度の頻度で発生していると言われ，周辺組織に障害を与えることがあります．その強さは起壊死性（vesicant），炎症性（irritant），起炎症性（non-vesicant）の3種類に分類されます．

● 解　説

　処方例のナベルビン® はビンカアルカロイド系薬剤の1つで起壊死性抗がん剤に分類されます．こうした薬剤の血管外漏出は，**漏出直後に症状がなくとも，後々になって壊死，難治性潰瘍形成といった重篤な皮膚障害をきたすことがあります**．

　抗がん剤投与にあたっては，よく注意を払い，漏出を早期に発見してすみやかに適切な処置を行うことが必要です．

①　漏出が疑われる場合は，ただちに薬剤投与を止め，注射針を抜去する前に血液を吸引して残存する薬剤をできるだけ除去します．漏出量が多い場合は，漏出部位を数カ所穿刺し，薬液を絞り出すようにすることでその後の潰瘍形成を抑えることができると言われています．
②　その後副腎皮質ステロイド薬の局所注射を行います．疼痛を伴うときは，局所麻酔薬も加えます．
③　注射後，患部にデルモベート® 軟膏のようなStrongestのステロイド軟膏の塗布をしばらくの間（2週間〜1カ月程度）続けます．

事例にあるリンデロン®VG軟膏は，Strongに分類される薬剤であり，十分な抗炎症作用が見込めないところから，血管外漏出への対応には不向きです．

● 薬品名の間違いに気をつけよう

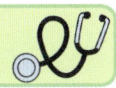

処方の際に間違えやすい薬品というものがあります．多くは同薬効で名前が似ているものなのですが，互いに投与量が異なる場合など，過量投与による事故の原因となります．抗てんかん薬，抗凝固薬，カリウム製剤などのハイリスク薬と名称が類似した別薬効の薬もありますので注意してください．最近は処方に電子カルテやオーダリングシステムを使う施設も多いと思いますが，薬品検索は3文字一致によることがほとんどです．処方の際に任意の3文字が同じなために思わぬ薬品を選択することもあります．（例：ロキソニン®を選択しようとしてアンブロキソール塩酸塩を選択：「ロキソ」が一致）

うっかり間違いやすい薬品のリストを表3に示します．表4には最近増えている一般名による処方において，間違いやすい薬品の例を示しましたので，参考にしてください．

表3 ● 主な類似名称医薬品

薬品名	薬効	薬品名	薬効
エクセグラン®	抗てんかん薬	エクセラーゼ®	消化酵素薬
セロクエル®	抗精神病薬	セロクラール®	脳代謝改善薬
マイスリー®	睡眠導入薬	マイスタン®	抗てんかん薬
タキソール®	抗悪性腫瘍薬	タキソテール®	抗悪性腫瘍薬
ユリーフ®	排尿障害治療薬	ユリノーム®	高尿酸血症治療薬
MSコンチン®	麻薬性鎮痛薬	オキシコンチン®	麻薬性鎮痛薬
アスパラ®カリウム	カリウム製剤	アスパラ®-CA	カルシウム製剤
エパデール	脂質異常症治療薬	エバミール®	睡眠導入薬
オステン®	骨粗鬆症治療薬	オステラック®	消炎鎮痛薬
ガストローム®	抗潰瘍薬	ガストロゼピン®	抗潰瘍薬
クラビット®	ニューキノロン系抗菌薬	クラリシッド®	マクロライド系抗菌薬
ザンタック®	抗潰瘍薬	ザイロリック®	高尿酸血症治療薬
チウラジール®	抗甲状腺薬	チラーヂン®S	甲状腺ホルモン薬
テオドール®	気管支拡張薬	テグレトール®	抗てんかん薬
デパケン®	抗てんかん薬	デパス®	抗不安薬
ドパール®	抗パーキンソン薬	イーシー・ドパール®	抗パーキンソン薬
ニトロール®	狭心症治療薬	ニトロペン®	狭心症治療薬
パナルジン®	抗血小板薬	パラミヂン®	鎮痛消炎薬
プレドニン®	副腎皮質ステロイド	プルゼニド®	緩下薬
プロスタール®	前立腺肥大症治療薬	プレタール®	抗血小板薬
ムコスタ®	抗潰瘍薬	ムコソルバン®	去痰薬
ワーファリン	抗凝固薬	ワソラン®	抗不整脈薬

表4 ● 一般名が類似した薬品の例

薬品名	薬効	薬品名	薬効
アロチノロール	抗不整脈薬	アロプリノール	痛風治療薬
一硝酸イソソルビド	血管拡張薬	硝酸イソソルビド	血管拡張薬
セフジトレンピボキシル	セフェム系抗生物質	セフジニル	セフェム系抗生物質
セフカペンピボキシル	セフェム系抗生物質	セフジトレンピボキシル	セフェム系抗生物質
ゾピクロン	睡眠導入薬	ゾルピデム	睡眠導入薬
マニジピン	カルシウム拮抗薬	ベニジピン	カルシウム拮抗薬
グリメピリド	糖尿病治療薬	グリクラジド	糖尿病治療薬
ビンクリスチン	抗悪性腫瘍薬	ビンブラスチン	抗悪性腫瘍薬
パクリタキセル	抗悪性腫瘍薬	ドセタキセル	抗悪性腫瘍薬
シスプラチン	抗悪性腫瘍薬	ネダプラチン	抗悪性腫瘍薬
シタラビン	抗悪性腫瘍薬	ビダラビン	抗ウイルス薬

● おわりに

医療において患者の安全を確保することは，医療事故から自分をも守ることです．そのためには，今回お話しした疑義照会事例のように

❶ くすりを知ること
❷ 処方にあたってはくすりの剤形も考える
❸ 特に注意を要する薬品については処方時に再度確認すること
❹ マニュアルの活用

などが必要です．

　薬剤部では，疑義照会や病棟での服薬指導，医薬品情報室からの医師，看護師などへの情報提供などを通じ，医薬品の適正使用の推進とともに院内の安全確保に努力しています．
　この時期，研修医にとっては多くを学び，患者の安全を理解する大切な時期であり，薬剤部としても研修医への教育・指導に積極的に取り組むべきと考えています．これからは薬局のDI室（医薬品情報室）や病棟の薬剤師を利用してみてください．きっとお役に立つと思います．

Profile

蓮井謙一（Kenichi Hasui）
東京都立大塚病院 薬剤科
「明日への健康ジェネリック」をテーマに，患者さんや医療者に経済面以外でもメリットのあるジェネリック医薬品を日々発掘し，提案しています．いまはDI業務におけるITコスト削減を目指し，オープンソースソフトウェアを活用した医薬品情報業務を模索中です．

川崎寛一（Kanichi Kawasaki）
東京都保健医療公社 東部地域病院 薬剤科長

書類の書き方あれこれ

その20 退院サマリーの書き方

吉田　伸，本田宜久

- サマリーを書く理由は，患者情報の伝達，診療録管理体制加算，思考過程の訓練である．
- サマリーを書く前に，一言プレゼンで情報を整理すべし．
- 入院サマリーに一言プレゼンの内容を盛り込み，浮かんだ臨床疑問は指導医に聞くべし．

● はじめに

　新研修医としてスタートを切れたこと，本当におめでとう．入院患者の診療もはじまり，そろそろ退院サマリーが溜ってきたころではないだろうか．本項では，「なんで書かなきゃいけないの」，「ちっとも書く暇がない」，「診療情報がちっともまとまらない」とお嘆きのあなたに，"後から診た人にやさしい"サマリーを"効率よく"書くコツを下記の項目にそって取り上げてみたい．

1. サマリーは何のために書くのか？
2. サマリーに必要な情報とは？
3. うまく文献考察をするためには？
4. 認定内科医に必要なサマリーの記述形式は？
5. すばやくサマリーを書くには？

● サマリーは何のために書くのか？

　皆さんはサマリーを何のために書くのか考えてみたことはあるだろうか．大きく分けて，次のような理由が考えられる．

① 退院後，通院となった場合に外来医師がすばやく病状を把握できるようにする
② 診療録管理体制加算の施設基準になっている
③ 医師自身の専門医取得時の提出書類となり，書く過程で勉強できる

　医師のプロフェッショナリズムとして，①と②の観点を強調しておきたい．まず①だが，

忙しい救急外来診療を思い出してほしい．目の前の患者は多くの基礎疾患を抱えており，しかも最近自分の病院に入院していたという．そのとき，入院経過と基礎疾患の情報がよくまとまったサマリーが書かれていたら，どんなに情報把握が楽で，安全な診療判断を下すことができるだろうか．②は意外と知られていないかもしれないが，診療録管理体制加算の条件を満たした医療機関では，患者入院初日に30点を追加できることになる．サマリーはその必須条件であるため，自分が働いている病院が加算をとっている場合，書かれていないと病院に迷惑をかけることとなる．③は誰にも迷惑をかけないという意味では，優先順位は高くないように感じるかもしれないが，それでも簡潔でポイントを押さえた文献考察ができたサマリーを書く習慣がつけば，あなたの学習効率は飛躍的にアップするだろう．これからそのコツを話していこうと思う．

サマリーに必要な情報とは？

診療記録を扱った医師法23条には，特に退院サマリーの記述内容についての記載はない[1]．保険医療養担当規則第22条に，診療録全体を通して必要な情報として，表1のような様式例があげられているのみである．

では，外来担当医師が短時間の病状把握に必要な情報とは何であろうか．まず，入院診療の概要に関しては，一言プレゼンの練習をしてみるとよい．サマリーを書く前に以下のブランクを埋めてみよう．

> この患者は，[基礎疾患]をもつ〇歳の男・女性であり，〇月×日に[症状]で来院し，[診断根拠となる症状，診察所見，検査結果]により[病名]と診断され，〇月△日[科名]に入院した．[治療内容]を行われ，[症状経過]の結果となり△月□日に退院，[医療機関，入院or外来]にてフォローされる予定になった．

表1 ● 療養担当規則所定様式が示す診療録の具体的記載事項

様式第1号	(1)の1	受診者欄	氏名，生年月日，性別，住所，職業，被保険者との続柄
		被保険者証欄	保険者番号，被保険者証及び被保険者手帳の記号・番号，有効期限，被保険者氏名，資格取得，事業所所在地・名称，保険者所在地・名称
		傷病名欄	傷病名，職務上・外の区分，開始，終了，転帰，期間満了予定日，労務不能に関する意見，入院期間，業務災害または通勤災害の疑いがある場合の記載
		公費負担番号	第1公費および第2公費の公費負担番号，公費負担医療の受給者番号
		備考欄	備考
	(1)の2	既往症欄	既往歴，原因，主要症状，経過等
		処置欄	処方，手術，処置等
	(1)の3	診療の点数欄	種別，月日，点数，負担金徴収額，食事療養算定額，標準負担額

文献2より引用

これが，入院経過における最低限の情報である．1つ具体例をあげてみよう．

> ［高血圧，脂質異常症］のある50歳男性が，10月12日に［突然の左前胸部痛］で来院し，［右肩への放散痛と心電図上のST上昇，緊急冠動脈造影］より［心筋梗塞］と診断され，［同日当院循環器内科］に入院した．［冠動脈形成術］を施行された後は［胸痛や心不全症状なく軽快］し，10月28日に退院，［当院循環器外来］にてフォローされる予定になった．

あとは，ブランクに埋めるべき内容を必ず含むように，それぞれの情報を，サマリーの以下の欄に書き込んでいく．

> ① 基礎疾患 → 既往歴（入院疾患に直接関与する情報は現病歴）
> ② 症状 → 現病歴
> ③ 診察所見 → 入院時の診察結果
> ④ 検査 → 検査結果
> ⑤ 症状経過・退院後治療計画 → 入院後経過

ここで，診断がすっきりつかなかった症例では，鑑別診断に必要な症状・診察所見・検査結果の陰性所見も書いておくとよいであろう．

さて，次の段落にいく前に，サマリーに書いてあると後の外来診療がはかどる項目について，3つだけ補足させてもらいたい．

❶ 平常時の血圧

ショックや脳血管障害に伴う高血圧緊急症で救急外来を受診した際，異常値であるかの判定ができる．例えば，アナフィラキシーショックの定義には，収縮期血圧90 mmHg以下または平常時血圧からの30％以上の低下とされている．

❷ 平常時の体重

心不全や肝硬変の腹水治療の際，治療の目標値となる．また，小児の脱水では，体重の減少量により重症度評価が可能となる．

❸ 平常時のSpO₂

COPD（chronic obstructive pulmonary disease：慢性閉塞性肺疾患）患者や重度の心不全患者では，平時からSpO₂が低下していることがあり，低酸素血症の程度が普段と比べて異常であるかの判定につながる．

うまく文献考察をするためには？

一言プレゼンをつくってみたとき，うまくブランクを埋められないポイントはないだろ

うか．以下のような臨床疑問をもちながら診療を行うと，一言プレゼンの内容はより簡潔に，説得力をもったものに生まれ変わるであろう．

> ① 本症例で，当該疾患の発症により強く関与する**基礎疾患（リスク）**は何か？
> ② 本症例で，より強い**診断根拠**となる症状，診察，検査結果は何か？
> ③ 本症例で，より有効な**治療法**は何で，どんな項目で**治療効果を判定**するか？
> ④ 本症例で，**期待される予後**は一般的な予後と同様か？ 相違があればそれは何か？

上記4つのカテゴリーを想起できることこそが，文献考察の基本となる臨床疑問をつくる思考の基本軸になっていく．臨床疑問の正確な立て方は，**表2**に示すように，"PECO"などを用いて行う．PECOを立てた後は，その各項目のキーワードを頼りに文献検索を行っていくのだが，「検索の時間がない」とお悩みの研修医諸君にお勧めな方法がある．自分で立てた疑問を元に指導医に質問して，根拠の論文をもらってしまうことだ．

表2 ● 臨床疑問の定式化　PECO

Patient	：どんな患者に
Exposure	：何をすると
Comparison	：何と比べて
Outcome	：どうなるか

文献3より引用

　"○○さんの診断って，あの検査結果から××かなあと思うのですが，何か考察に使える資料とかあったらいただけませんか…"

といった感じで聞いてしまおう．鋭い質問を投げかければ，思わず指導医もタジタジだ．ポイントは，振り返りの時間など，指導医に余裕があるときを選ぶこと，当該症例の臨床判断について自分の意見も言ってみて，指導医と食い違いがないことを確認することだ．TPO（Time：時間，Place：場所，Occasion：場合）を考えてさえいれば，質問は研修医の特権！ 胸を張って聞いてみて，どんどんよい考察を書こう．

● 認定内科医に必要なサマリーの記述形式は？

具体的に，どのようにサマリーを書いていけばよいのか．指導医がきちんと添削をしてくれる場合は，アドバイスを1つ1つ確認しながら直していけばよい．ほかにお勧めの方法が，認定内科医のお手本サマリーを参考にすることだ．学会員でありIDとパスワードをもっていれば日本内科学会のホームページから簡単に見ることができる．認定医申請時には，結局指定された形式で書かなければ減点されてしまうので，こちらの書き方に慣れてしまうことは，認定医・専門医をめざす方々にとってはよいことだと思う．それでは，筆者も泣いた!? 認定内科医病歴要約の添削ポイントをあげておこう．

> ① 薬剤名は原則一般名を使用する（括弧書きで商品名を併記してもよい）
> ② Room Airなど，ローカル単語を使わない（室内気と書く）
> ③ General; So Soなどといった曖昧な表現は使わない

> ④ 検査結果は必ず単位をつけて書く（施設により使っている単位が違うことがある）
> ⑤ プロブレムリストをあげるか，入院後経過をプロブレムごとに分けて記述する
> ⑥ 考察には，引用文献を併記する（下記参照）．認定内科医では教科書の引用も可だが，総合内科専門医試験では原著論文の引用が必要である．
>
> 例） 感染症とANCA関連血管炎は相互に関連する可能性もあり，特に高齢者での予後が悪いことから（Medicine, 87：203-209, 2008），これらを考慮しながら今後の治療を行う．
>
> 文献4（病歴要約サンプル）より引用．

また，認定内科医病歴要約には，最後に総合考察という項目がある．これは，"患者を全人的にとらえ，診断・プロブレムごとの考察に留まらず，プロブレム間の考察や社会・心理的側面についても言及していることが望ましい"とある．"全人的"の内容には，**BPSモデル**のような，患者の問題を"**B**io：疾患"，"**P**sycho：心理的要因"，"**S**ocial：社会的要因"などに分けて考えると整理しやすい．一例を以下に示そう．

> ESBLによる複雑型尿路感染症の一例．尿カテーテルによる排尿と，MEPM（メロペネム）により軽快した（**B**）．背景に認知症を契機としたADL低下による尿閉があった（**B**）．家族は自宅への退院を希望したため（**P**），間欠的導尿を指導した．今後も介護負担が増すことが予想され，入院中に介護保険の再申請を行った（**S**）．
>
> ESBL：extended spectrum Beta Lactamase（基質特異性拡張型βラクタマーゼ）

● すばやくサマリーを書くには？

すばやくサマリーを書くことは，皆さんの一番の関心事であると思われる．一番のコツは

> ・入院サマリーの記載時に，退院サマリーに必要そうな病歴，身体所見，検査所見も書く

ことだと思う．情報はその時点でわかる範囲でよい．書いていて知りたい項目があれば，翌日以降に関係者から聴き足して補足すればよい．皆さんがより詳細な病歴，身体所見，検査所見の情報を得ていれば，指導医も迅速に臨床判断を下すことができ，チーム医療に貢献できるであろう．次にお勧めすることは，

> ・サマリーから"一言プレゼン"をつくってしまい，"臨床疑問"をあげておく

ことだと思う．これができれば，指導医と臨床疑問のディスカッションをしながら入院診療にあたることができ，退院時に的を外さないサマリーがすらっと書けるであろう．しか

も考察に使う論文は，指導医のお墨付きである．ぜひやってみてほしい．

● おわりに

最後に私の愛著，"自助論[5]"から，仕事が早く，遊びも上手な大臣が，同僚たちから「どうしてそんなに多くの仕事ができるのか」と尋ねられたときの返答を引用する．

「今日やるべきことを明日に延ばすな，という教えを忠実に守っているだけのことさ」

入院管理もサマリー書きも，先手必勝!!を強調して本項を終わろう．研修医の皆さんの健闘を祈ります．

文 献

1) 沖縄医療情報・診療情報管理サイト
 http://homepage2.nifty.com/omima/00031summary.htm
2) 「都立病院における診療録等記載マニュアル」（都立病院診療録等記載検討委員会/編），2001
3) 「ステップアップEBM実践ワークブック」（名郷直樹/著），南江堂，2009
4) 「病歴要約作成にあたって」（認定医制度審議会，資格認定試験委員会），日本内科学会雑誌，99 (12)，2010
5) 「自助論」（サミュエル・スマイルズ/著，竹内 均/訳），三笠書房，2002

Profile

吉田 伸 (Shin Yoshida)
飯塚病院 総合診療科／飯塚・頴田家庭医療プログラム 臨床教育部長
我が心の故郷，筑豊地域における救急，入院診療，地域外来診療，在宅医療の絶えまないジェネラル・プラクティスの確立を目指して，後輩家庭医たちと奮闘中です．

本田宜久 (Yoshihisa Honda)
医療法人博愛会頴田病院（かいたびょういん）院長
1999年長崎大学医学部卒業
飯塚病院研修医・呼吸器内科を経て2008年より現職．
家庭医療による中小病院の再建に成功し，昨年度は厚生労働省の在宅医療連携拠点事業で，国家に貢献．
医業報国を胸に秘め，精進まっしぐら．

医療保険制度のあれこれ

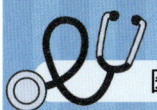

その21 研修医が知っておきたい
介護保険の知識と主治医意見書を書く際の注意

北村　大

- 介護保険主治医意見書で必要な視点は，医療以上に介護の視点である．
- 患者本人だけでなく，周囲のさまざまな人から情報を集め，生活の様子を想像できることが必要である．

はじめに

　研修医の皆さん，毎日病棟で診療を頑張っていますか？ 自分の診療で患者さんの病気がよくなって，自宅に退院するときは嬉しいですよね．退院したあと，家でどうしているか気になったことはありませんか？ 退院した患者さんが，自宅で生活するときに役に立つのが介護保険なのです．

症例

78歳女性．

　もともと健康には自信があり，特に医療機関への通院がなかった患者さん．細菌性肺炎で入院した際に，あなたは主治医になった．入院中に転倒して，大腿骨頸部骨折も併発．幸い手術とリハビリで，歩行がなんとかできるようになってきた．本人からも「ようやく家に帰れるなぁ」，と言われていたある日，患者さんの家族から主治医意見書の記載を頼まれた．

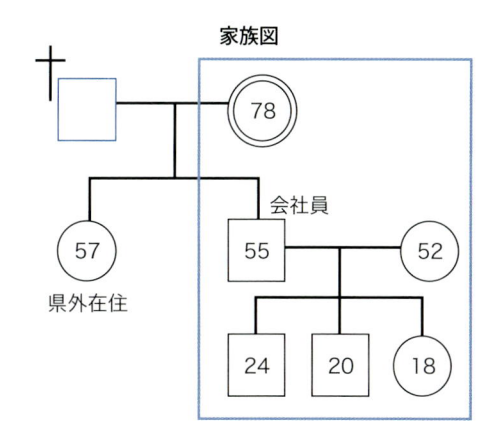

家族図

（夫（故人）78歳女性，子ども57歳（県外在住），55歳（会社員）・配偶者52歳，孫24歳・20歳・18歳）

介護保険とは？

　皆さんも，例えばひどいインフルエンザや胃腸炎になって寝込んで，家族に食事をつくってもらったり，友達に買い物をお願いしたりしたことはありませんか？ 高齢者も，脚がおぼつかなくて自分だけで入浴できなかったり，買い物に行けなかったりする方は多いのです．そんなときに，入浴の介助や，買い物を代わりにするといった介護が必要になるのです．

表1 ● 医療保険と介護保険の比較

	サービスを受ける対象	サービスの費用と利用内容
医療保険	年齢に無関係	医療のニーズがあれば，原則として金額は無制限
介護保険	65歳以上，もしくは40歳以上65歳未満で特定疾病※に該当する者のうち，要支援あるいは要介護認定を受けた者	認定のレベルによって，給付額の上限や内容が異なる

※特定疾病
① がん（がん末期），② 関節リウマチ，③ 筋萎縮性側索硬化症，④ 後縦靱帯骨化症，⑤ 骨折を伴う骨粗鬆症，⑥ 初老期における認知症，⑦ 進行性核上性麻痺・大脳皮質基底核変性症およびParkinson病（Parkinson病関連疾患），⑧ 脊髄小脳変性症，⑨ 脊柱管狭窄症，⑩ 早老症，⑪ 多系統萎縮症，⑫ 糖尿病性神経障害，糖尿病性腎症および糖尿病性網膜症，⑬ 脳血管疾患，⑭ 閉塞性動脈硬化症，⑮ 慢性閉塞性肺疾患，⑯ 両側の膝関節または股関節に著しい変形を伴う変形性関節症

　介護保険が始まるまで，介護を必要とする人たちは，自分の努力に加えて，家族・身内のサポート，ボランティアなどによって支えられてきました．高齢者の人格を尊重して，肉体的にも精神的にも自立してもらいたいけれど，身内のサポートには限りがあるし，ボランティアもなかなかいない．そんな背景のなか介護保険は，公的に，介護を必要とする人たちを社会で支えていくために生まれてきたのです．
　では，医療保険と介護保険はどう違うのでしょう．表1に違いを示します．介護保険はそもそも認定を受けないとサービスを受けることができず，その土俵にあがるには主治医からの意見書が必要になります．

● 患者さんが介護認定を受けるまでの流れ

　まず介護保険が必要と気づくことから始まります．患者さんや家族が言ったとき，だけではありません．家族が気づかない，もしくはサービスを使うのは申し訳ない，と思って遠慮していることはよくあります．私たちから申し出て，利用に向けて動き出すことも多いのです．肺炎の患者さんの肺音やSpO_2，CRPを追うだけではなく，食事や衣類の着替え，トイレまでの移動がどうかなどを，実際に見るだけでなく，看護師さん・看護助手さんと相談すると医師の立場では見えなかった点が明らかになってきます．
　次に，介護保険の申請をしてもらいます．患者さん本人や家族に，区市町村に申請に行ってもらうよう話しましょう．その後，図1の流れに乗って，介護保険を適応していいか判定する介護認定審査会が実施されます．訪問調査員が日常の生活動作など67項目を評価し，コンピュータで介護の手間を示す時間を出して「一次判定」がなされます．介護認定審査会では，一次判定，特記事項に加え，主治医意見書の資料に「書かれた内容だけ」で，最終的な介護度を判定します．

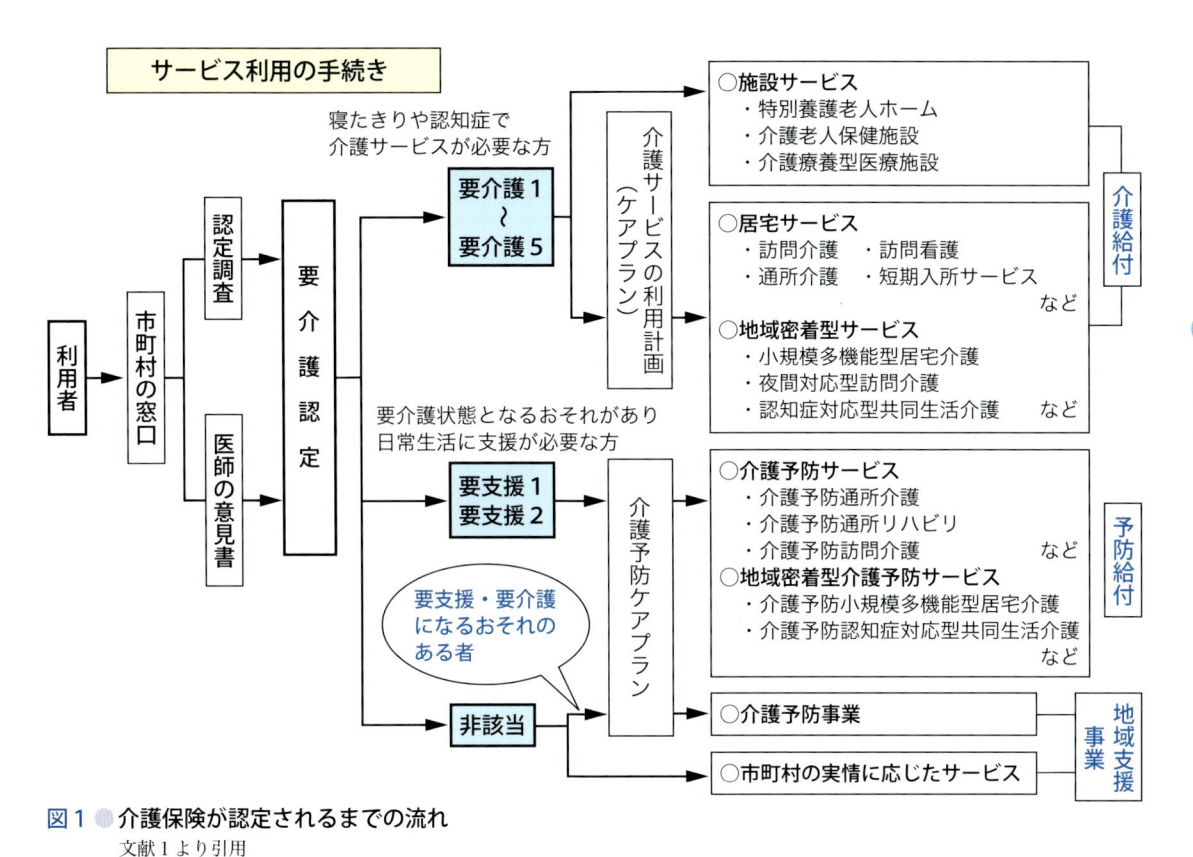

図1 ● 介護保険が認定されるまでの流れ
文献1より引用

サービス利用の手続き

利用者 → 市町村の窓口 → 認定調査／医師の意見書 → 要介護認定

- 寝たきりや認知症で介護サービスが必要な方 → 要介護1〜要介護5 → 介護サービスの利用計画（ケアプラン）
  - ○施設サービス
    - ・特別養護老人ホーム
    - ・介護老人保健施設
    - ・介護療養型医療施設
  - ○居宅サービス
    - ・訪問介護　・訪問看護
    - ・通所介護　・短期入所サービス　など
  - ○地域密着型サービス
    - ・小規模多機能型居宅介護
    - ・夜間対応型訪問介護
    - ・認知症対応型共同生活介護　など

  → 介護給付

- 要介護状態となるおそれがあり日常生活に支援が必要な方 → 要支援1／要支援2 → 介護予防ケアプラン
  - ○介護予防サービス
    - ・介護予防通所介護
    - ・介護予防通所リハビリ
    - ・介護予防訪問介護　など
  - ○地域密着型介護予防サービス
    - ・介護予防小規模多機能型居宅介護
    - ・介護予防認知症対応型共同生活介護　など

  → 予防給付

- 非該当（要支援・要介護になるおそれのある者）
  - ○介護予防事業
  - ○市町村の実情に応じたサービス

  → 地域支援事業

（医療保険制度）

介護サービスにはどういうものがある？

　主なサービスを**表2**にあげます．実際の内容がよくわからないとき，病院の場合だとまず医療相談窓口（退院支援センターなど施設により名称は異なる）の相談員に相談するといいでしょう．社会福祉士などの資格をもった，介護保険に詳しいスタッフがいると思います．また，実際の区市町村には，地域包括支援センターという高齢者のよろず相談窓口があります．保健師やケアマネージャー，社会福祉士がいて，必要な手続きのこと，サービスの事業所の紹介，要支援になる前のハイリスクな高齢者（特定高齢者）にどういう対策をしたらよいかなど，相談に乗ってくれます．

主治医意見書の書き方

　まず注意することは，ここで記載する内容は，疾患の重症度ではないということです．介護にどれだけ手間がかかるかを，具体的に書き示すのです．ここに介護の手間が記載されないと，患者さんの実際の様子が介護認定審査会で考慮されません．

表2 ● 介護保険の主なサービス

訪問診療	通院することが困難な患者に対して，医師等が計画的に訪問して行う診療や居宅療養指導等
訪問看護	訪問看護ステーションおよび医療機関からの訪問看護等，保健師，看護師等が訪問して看護を行う．
看護職員の訪問による相談・支援	医療機関および訪問看護ステーションの看護職員が訪問して，療養上の様々な課題・悩みに対する相談・支援を行うものをいう．
訪問リハビリテーション	病院，診療所および訪問看護ステーションの理学療法士等が訪問して行うリハビリテーションをいう．なお，理学療法士，作業療法士あるいは言語療法士が地域支援事業の訪問型介護予防として訪問して指導する行為は含まない．
通所リハビリテーション	病院，診療所（医院），老人保健施設が提供するリハビリテーションをいう．なお，病院，診療所（医院）の外来でリハビリテーションを診療行為として受けた場合はこれに含めない．
短期入所療養介護	介護老人保健施設等に短期間入所させ，当該施設において，看護，医学的管理下における介護，機能訓練，その他必要な医療および日常生活上の世話を行うものをいう．
訪問歯科診療	居宅において療養を行っている患者であって，通院が困難な者に対して，患者の求めに応じ訪問して歯科診療を行った場合または，当該歯科診療に基づき継続的な歯科治療が認められた患者に対してその同意を得て訪問して歯科診療を行うものである．
訪問歯科衛生指導	訪問歯科診療を行った歯科医師の指示に基づき，歯科衛生士，保健師，看護師等が訪問して療養上必要な指導として，患者の口腔内での清掃等にかかわる指導を行うものをいう．
訪問薬剤管理指導	医師の診療に基づき計画的な医学的管理を継続して行い，かつ，薬剤師が訪問して薬学的管理指導を行うものをいう．
訪問栄養食事指導	医師の診療に基づき計画的な医学的管理を継続して行い，かつ，管理栄養士が訪問して具体的な献立等によって実技指導を行うものをいう．
その他の医療系サービス	上記以外の医学的管理をいう．地域支援事業の訪問型介護予防，機能訓練，保健所が実施する保健指導，入院，短期入所（老人保健施設・診療所）等が必要とされる場合にその種類とともに記入する．

文献2より引用

　そこで，情報を集めましょう．家族などの身内，病棟の場合看護師・看護助手，これまでに介護保険を受けているならケアマネージャーなど，まずは信頼できる情報をもらえる人を集めます．そして，患者さん本人や家族の日常生活の様子を尋ねながら，本人や家族が何に困っているのかを洗い出していきます．

- ベースラインの情報：① ADL（更衣，食事摂取，移動，トイレ，入浴・整容）・IADL（道具を用いたADL：買い物，家事，金銭管理，炊事，移動手段），② 認知能〔HDS-R（Hasegawa dementia scale-revised：改訂長谷川式簡易知能評価スケール），MMSE（mini-mental state examination：ミニメンタルステート検査）など〕，③ 社会的支援（家族・近所の人・ボランティアを含めたサポート）
- 高齢者の生活機能に影響を与える主な問題：物忘れ，転倒，失禁，うつ，移動困難などの有無

などを確認していきましょう．
　最後に，主治医意見書の各項目の記載上のポイントを示します（図2，3）．

図2 ● 主治医意見書（一部抜粋，1枚目）

左側注釈（上から）:

糖尿病・高血圧といった疾患の重症度でなく，介護の必要性が高い疾患からあげます．冒頭の症例では肺炎で入院した内科の主治医が記載しますが，「1. 大腿骨頸部骨折後」となります．
自身の診療科以外の情報も記載します．

積極的な医学的管理が必要なときは「不安定」を選びます．

② の疾患の経過を病状が具体的に描かれるように記載します．
　例：脳出血後遺症 → 右半身不全麻痺があり，段差での転倒，箸を使うことができずにスプーンで食事を摂取
など程度がわかるようにします．
生活機能の低下を起こす要因を，介護の手間と関連づけて具体的に記載します．記載時に専門用語の使用は避けます．認知症ではHDS-Rなどの点数の記述が望ましいです．更新申請時に「変わりなし」など簡素な記載になりがちですが，審査員はいつも同じメンバーとは限らないので，毎回丁寧な記載が必要となります．区分変更時は，変更が必要となる理由について記載します．投薬に関しては，生活機能低下の直接の原因となる傷病・特定疾病に関する薬剤を記載します．介護上留意の必要な薬剤（服薬時間・服薬方法など）も記載します．

右側注釈:
過去に複数回の要介護更新を得ていても，主治医としてはじめて記載するときは初回扱いとします．

下部注釈:
審査員の調査項目から，幻視・幻聴，暴言，暴行，火の不始末，不潔行為，異食行動がなくなったため，本項目で拾い上げます．

意見書上部:

上記の申請者に関する意見は以下の通りです．
主治医として，本意見書が介護サービス計画作成に利用されることに　☐ 同意する　☐ 同意しない

医師氏名
医療機関名　○○○○○○○○
医療機関所在地　○○○○○○○○○○○○

(1) 最終診察日　　年　月　日　　(2) 意見書作成回数　☐ 初回　☐ 2回目以上

(3) 他科受診の有無　☐有 ☐無　有の場合　☐内科 ☐精神科 ☐外科 ☐整形外科 ☐脳神経外科 ☐皮膚科 ☐泌尿器科　☐婦人科 ☐眼科 ☐耳鼻咽喉科 ☐リハビリテーション科 ☐歯科 ☐その他（　　　）

1 傷病に関する意見

(1) 診断名（特定疾病または生活機能低下の直接の原因となっている傷病名については1.に記入）及び発症年月日
1. 　　　　発症年月日　（昭和・平成　　年　月　日　頃）
2. 　　　　発症年月日　（昭和・平成　　年　月　日　頃）
3. 　　　　発症年月日　（昭和・平成　　年　月　日　頃）

(2) 症状としての安定性　☐安定　☐不安定　☐不明
（「不安定」とした場合，具体的な状況を記入）

(3) 生活機能低下の直接の原因となっている傷病または特定疾病の経過及び投薬内容を含む治療内容
（最近（概ね6ヶ月以内）介護に影響のあったもの及び特定疾病についてはその診断の根拠等について記入）

2 特別な医療

（過去14日間以内に受けた医療のすべてにチェック）
処置内容　☐点滴の管理　☐中心静脈栄養　☐透析　☐ストーマの処置　☐酸素療法
　　　　　☐レスピレーター　☐気管切開の処置　☐疼痛の看護　☐経管栄養
特別な対応　☐モニター測定（血圧，心拍，酸素飽和度 等）　☐褥瘡の処置
失禁への対応　☐カテーテル（コンドームカテーテル，留置カテーテル 等）

3 心身の状態に関する意見

(1) 日常生活の自立度等について
・障害高齢者の日常生活自立度（寝たきり度）　☐自立 ☐J1 ☐J2 ☐A1 ☐A2 ☐B1 ☐B2 ☐C1 ☐C2
・認知症高齢者の日常生活自立度　☐自立 ☐I ☐IIa ☐IIb ☐IIIa ☐IIIb ☐IV ☐M

(2) 認知症の中核症状（認知症以外の疾患で同様の症状を認める場合を含む）
・短期記憶　☐問題なし ☐問題あり
・日常の意思決定を行うための認知能力　☐自立 ☐いくらか困難 ☐見守りが必要 ☐判断できない
・自分の意思の伝達能力　☐伝えられる ☐いくらか困難 ☐具体的要求に限られる ☐伝えられない

(3) 認知症の周辺症状（該当する項目全てチェック：認知症以外の疾患で同様の症状を認める場合を含む）
☐無 ☐有　☐幻視・幻聴 ☐妄想 ☐昼夜逆転 ☐暴言 ☐暴行 ☐介護への抵抗 ☐徘徊
　　　　　☐火の不始末 ☐不潔行為 ☐異食行動 ☐性的問題行動 ☐その他（　　　）

(4) その他の精神・神経症状
☐無 ☐有（症状名：　　　）　専門医受診の有無　☐有（　　　）☐無

---

❶ 障害高齢者の日常生活自立度（寝たきり度）
・J　1人で外出可能
　→ 1　交通機関を利用可能
　→ 2　近隣への散歩程度
・A　自宅内で生活し，外出しない
　→ 1　ベッドから離れて生活
　→ 2　日中，寝ていることが多い
・B　車椅子を利用する
　→ 1　自力で車椅子に移乗
　→ 2　介助で車椅子に移乗
・C　車椅子も利用せず寝たきり
　→ 1　自力で寝返り可能
　→ 2　自力で寝返り不可能

❷ 認知症高齢者の日常生活自立度
・I　1人暮らし可能
・II　在宅で見守り可能だが1人暮らしは困難，訪問・通所サービスを利用
　→ a　家庭外での注意を要する（道に迷う，金銭管理で間違う）
　→ b　家庭内においても注意を要する（電話対応不可，留守番不可）
・III　在宅での直接的な介護支援が必要（上記に加え，ショートステイの利用なども検討）
　→ a　日中を中心とした介護が必要
　→ b　夜間も介護が必要
・IV　常時，目を離すことができず，入所・入院を検討
・M　精神科受診が必要な段階

栄養状態の目安として，審査員にイメージがつくように，可能な限り身長・体重を記載します．体重変化は3％前後では維持扱いとします．

3 心身の状態に関する意見	(5) 身体の状態 ⑦

利き腕（ □右 □左）　身長＝　　cm 体重＝　　kg（過去6ヶ月の体重の変化 □増加 □維持 □減少）
□ 四肢欠損 　（部位：
□ 麻痺　　　□右上肢（程度：□軽 □中 □重）　□左上肢（程度：□軽 □中 □重）
　　　　　　□右下肢（程度：□軽 □中 □重）　□左下肢（程度：□軽 □中 □重）
　　　　　　□その他（部位：　　　　　　　　　　　　　　　　　程度：□軽 □中 □重）
□ 筋力の低下　（部位：　　　　　　　　　　　　　　　　　　　　程度：□軽 □中 □重）
□ 関節の拘縮　（部位：　　　　　　　　　　　　　　　　　　　　程度：□軽 □中 □重）
□ 関節の痛み　（部位：　　　　　　　　　　　　　　　　　　　　程度：□軽 □中 □重）
□ 失調・不随意運動　・上肢 □右 □左・下肢 □右 □左・体幹 □右 □左
□ 褥瘡　　　（部位：　　　　　　　　　　　　　　　　　　　　　程度：□軽 □中 □重）
□ その他の皮膚疾患（部位：　　　　　　　　　　　　　　　　　　程度：□軽 □中 □重）

4 生活機能とサービスに関する意見	

(1) 移動
屋外歩行　　　　　　　　　□自立　□介助があればしている　□していない
車いすの使用　　　　　　　□用いていない　□主に自分で操作している　□主に他人が操作している
歩行補助具・装具の使用（複数選択可）□用いていない　□屋外で使用　□屋内で使用

(2) 栄養・食生活
食事行為　　　　　　□自立ないし何とか自分で食べられる　□全面介助
現在の栄養状態　　　□良好　　　　　　　　　　　　　　□不良
→栄養・食生活上の留意点（　　　　　　　　　　　　　　　　　　　　）

(3) 現在あるかまたは今後発生の可能性の高い状態とその対処方針
□尿失禁　□転倒・骨折　□移動能力の低下　□褥瘡　□心肺機能の低下　□閉じこもり　□意欲低下　□徘徊
□低栄養　□摂食・嚥下機能低下　□脱水　□易感染性　□がん等による疼痛　□その他（　　　　　　　）
→対処方針（　　　　　　　　　　　　　　　　　　　　　　　　　　　　）

(4) サービス利用による生活機能の維持・改善の見通し
□期待できる　　□期待できない　　□不明

(5) 医学的管理の必要性（特に必要性の高いものには下線を引いて下さい．予防給付により提供されるサービスを含みます．）
□訪問診療　□訪問看護　□看護職員の訪問による相談・支援　□訪問歯科診療
□訪問薬剤管理指導　□訪問リハビリテーション　□短期入所療養介護　□訪問歯科衛生指導
□訪問栄養食事指導　□通所リハビリテーション　□その他の医療系サービス（⑧　　　）

(6) サービス提供時における医学的観点からの留意事項 ⑨
・血圧 □特になし □あり（　　　）　・移動 □特になし □あり（　　　）
・摂食 □特になし □あり（　　　）　・運動 □特になし □あり（　　　）
・嚥下 □特になし □あり（　　　）　・その他

(7) 感染症の有無（有の場合は具体的に記入して下さい）⑩
□無　□有（　　　　　　　　　　　　　　　）　□不明

5 特記すべき事項	要介護認定及び介護サービス計画作成時に必要な医学的なご意見等を記載して下さい．なお，専門医等に別途意見を求めた場合はその内容，結果も記載して下さい．（情報提供書や身体障害者申請診断書の写し等を添付して頂いても結構です．）⑪

情報開示希望　□有　□無

入所・入院の必要性を，介護予防の観点から記載します．

❶ 血圧
デイサービスや訪問入浴時に，血圧変動が大きいと問題になるため詳細に記載します．

❷ 摂食
スプーンで少量をよそう，箸でなくフォークを用いる，開口が小さいなどを記載します．

❸ 嚥下
誤嚥に注意することが必要かや，とろみ，きざみなどの条件を記載します．

❹ 移動
歩行，移乗について，介助や見守りの必要性を記載します．

❺ 運動
バランス感覚など転倒のリスク，心肺機能低下時の注意点などを記載します．

B型肝炎・C型肝炎・梅毒・結核・MRSAなどのほかに，白癬，疥癬などでも有とします．

必ず記載します．この欄の空欄は，主治医としての責任を放棄しているに等しいと言えます．
右のように，他の項目で記載しきれなかった点，介護面での注意点を具体的に書きます（介護の手間がわかるよう，時間・患者の状態まで記載：例えば洗髪介助にも長髪か坊主頭かで介護の手間が異なる）．環境・経済・家族のサポートなどの背景因子について具体的に書きます．患者背景として，ADL，IADLなども具体的に，低下の原因もわかる範囲で記載します．

例
・食事介助を要する → 1回あたりの経口摂取量が少なく誤嚥もくり返すため，目を離せず，毎回1時間半の介助を要する．
・糖尿病でインスリン治療中 → 神経障害で末梢の感覚が鈍くなり，自力でのインスリン注射は困難．
・夜間頻尿あり → 最近，神経因性膀胱の進行が著しく，頻回の排尿が本人の生活には苦痛となっている．

図3 ● 主治医意見書（一部抜粋，2枚目）

この内容を読むと，普段の診察だけでは全然足りない！と思われるかもしれません．しかし，医師の記載する主治医意見書は認定審査会では非常に重視されています．今の高齢者層は，人の世話になることに抵抗があったり，自分ができないことを認めたくないという傾向があって，"認めない"結果として，介護保険の導入が遅れたり，正しい評価がされにくい印象があります．私たちが，患者さんの生活に必要なものが何か気を配って，情報収集を的確にすることが大切だと思います．患者さんの退院後の生活を左右する重要な用紙なので，頑張って記載してください．

文　献

1) 厚生労働省　介護保険制度の概要（http://www.mhlw.go.jp/stf/seisakunitsuite/bunya/hukushi_kaigo/kaigo_koureisha/gaiyo/index.html）内：1. 介護保険とは
2) 「認定審査事例でよくわかる 介護保険主治医意見書 記載のポイント」（一般社団法人 日本臨床内科医会/編），p.30, 診断と治療社，2011

Profile

北村　大（Masaru Kitamura）
三重大学医学部附属病院 総合診療科
日本プライマリ・ケア連合学会認定家庭医療専門医・指導医，日本内科学会認定総合内科専門医・指導医
新しい専門医として「総合診療医」を選定するようです．「総合」と名乗るからには，内科全般とか，小児，精神科も加える，という疾患の幅だけでなく，患者の日常生活や家族背景も含めた介護面のケアも含めた包括的な視点が必要です．真に「総合」的な診療をする医師が増えることを期待しています．

医療保険制度のあれこれ

その22 研修医のための 知っておきたい医療制度のはなし

金井伸行

- わが国の医療保険制度は国際的に高い評価を受けている．
- 医療費の国民負担が増えるにつれて，医師のコスト意識が問われている．
- 退院サマリー記載やレセプト点検は医師の責務と心得ておく．

はじめに

「医療制度」という言葉を聞いてワクワクするという研修医は少ないにちがいない．目の前の患者さんを救うために，医師としてもっとほかに勉強すべきことが山ほどあるのだから，それもやむを得ないのかもしれない．しかし，臨床現場で働いていて，自分の仕事の対価（値段）を知らなくて本当にいいのだろうか．実際，医療保険のしくみや医療費について患者さんから聞かれたり，診療報酬のことで病院の事務職員から問い合わせやお咎めを受けたりする経験は誰しもあるのではなかろうか．今回のお話は，そんな質問を受けたときに「何だかよくわからないナー」といつも逃げ回っているあなたのための入門編だ．**医療保険制度や診療報酬のしくみについて，最低限知っておきたいポイント**をざっと整理することにしよう．

日本の医療保険制度はすばらしい！

国政選挙のたびに，国の優先課題として叫ばれる「社会保障制度」．超高齢社会に突入した今日では，国民の最大の関心事といっても過言ではない．社会保障制度とは「国家が国民の生活を保障する制度」のことで，われわれ医師の担当分野である「医療保険制度」はその重要な一翼を担っている．そしてこの**日本の医療保険制度は，世界的にも高い評価を受けるすばらしい制度**なのだ．みなさんは日本の医療保険制度のどこがすぐれているのかを説明できるだろうか．わが国の医療保険制度の特徴は，次の3つに集約される．

●日本の医療保険制度の特徴
　① 国民皆保険　　　＜誰でも＞
　② 現物給付方式　　＜低負担で＞
　③ フリーアクセス　＜いつでもどこでも＞

要は「**誰でも，低負担で，いつでもどこでも医療を受けられる制度**」が精緻に組み立てられているのだ．では，順に解説しよう．

📝 国民皆保険＜誰でも＞

わが国では，1961年から**全国民がいずれかの医療保険制度に強制加入する**ことを原則とする国民皆保険を実現している．交通事故や美容形成外科など，一部の自費診療を除いたほとんどが医療保険を使った診療，すなわち保険診療だ．医療保険には，職域・地域，年齢（高齢・老齢）に応じて表1に示したような種類がある．

📝 現物給付方式＜低負担で＞

わが国の医療供給は，指定登録された保険医療機関または保険医による診療行為を対象とし，原則として現物給付方式を採用している．現物給付とは，**被保険者（患者）が保険診療に要した医療費を，契約先の保険者が医療機関に対して支払うしくみ**であり，患者は医療費の一部を負担するだけで医療を受けられるようになっている（図1）．

実際に医療を受ける際には，一般診療以外に高度先進医療として認められる治療技術が用いられることがあるが，この場合は特定療養費として医療保険が適用となる．ただし，入院部屋の個室料（差額ベッド代）は自己負担だ．また高度先進医療として認められていない薬剤や技術を用いる場合には，混合診療禁止の原則により，通常は保険診療として認められる部分についても自費診療となる．

表1 ● 医療保険制度の体系

	制度	被保険者		保険者	給付事由
医療保険	健康保険	一般	健康保険の適用事業所で働くサラリーマン・OL（民間会社の勤労者）	全国健康保険協会，健康保険組合	業務外の病気・けが，出産，死亡
		法第3条第2項の規定による被保険者	健康保険の適用事業所に臨時に使用される人や季節的事業に従事する人等（一定期間をこえて使用される人を除く）	全国健康保険協会	
	船員保険（疾病部門）	船員として船舶所有者に使用される人		全国健康保険協会	病気・けが，出産，死亡
	共済組合（短期給付）	国家公務員，地方公務員，私学の教職員		各種共済組合	
	国民健康保険	健康保険・船員保険・共済組合等に加入している勤労者以外の一般住民		市（区）町村	
退職者医療	国民健康保険	厚生年金保険など被用者年金に一定期間加入し，老齢年金給付を受けている65歳未満等の人		市（区）町村	病気・けが
高齢者医療	後期高齢者医療制度	75歳以上の方および65歳〜74歳で一定の障害の状態にあることにつき後期高齢者医療広域連合の認定を受けた人		後期高齢者医療広域連合	病気・けが

文献1より引用

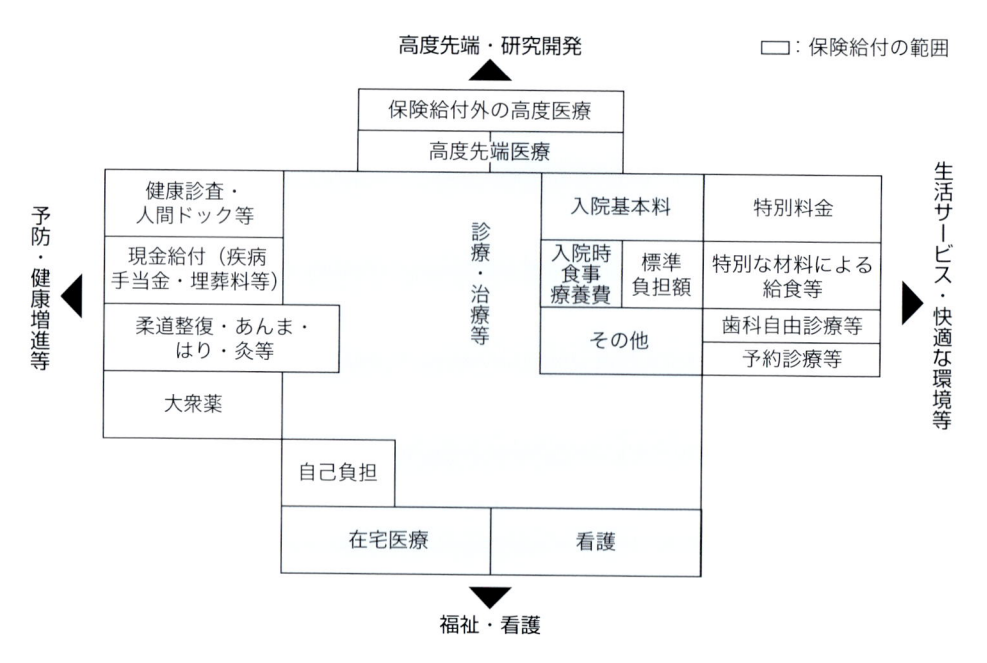

図1 保険給付の範囲と国民医療費
文献2, p.226より引用

✏️ フリーアクセス〈いつでもどこでも〉

　わが国では，国民に医療へのフリーアクセスの権利が確保されている．フリーアクセスとは，**受診する医療機関を自由に選べる制度**で，診療所から大学病院まで，患者自身が望めばどこでも診てもらえる．ところが，実は医療機関へのアクセスがこれほど自由な国は，世界的に見ても少ない．例えば英国では，患者は地域のいずれかに登録し，最初の診療は必ずGP（general practitioner：総合医）で受けるしくみになっていて，専門医のいる医療機関をいきなり受診することは認められていない．しかも，GPによる診察であっても，原則的に予約なしでは診てもらえないので，不便きわまりない．日本のフリーアクセスがいかにすばらしいかがわかるだろう．

　反面，フリーアクセスにはデメリットもある．日本では，患者の大規模病院志向による高度医療機関への一極集中がみられ，いわゆる「**3時間待ちの3分診療**」が日常的に起こっている．また，同じ症状で複数の医療機関を受診する患者がいるため，同一の検査を重複して受けるといった「**ドクターショッピング**」などの非効率も生み出している．こうした背景から，フリーアクセスを制限すべきだという意見も出はじめている．

　以上のように，日本の医療保険制度はすばらしい．超高齢社会に突入し，このすぐれた制度をどのようにして維持していくのかが近年，議論の的になっている．「中福祉・低負担」の限界が見えてきた今日，わが国のめざすべきは「中福祉・中負担」か「高福祉・高負担」か．いずれにせよ，これから国民負担が増えていくことは間違いない．研修医のみ

なさんには，ぜひとも「われわれの日常診療が，このギリギリの医療保険制度の枠組みのなかで行われている」ことを意識してもらえればと思う．

医療保険制度Q&A

では，医療保険制度について研修医からよく寄せられる疑問に答えよう．

Q 【医師の自己診察】
医師が自分で自分を診察して診療録を作り，薬を処方したが，問題ないのでしょうか？

A これは問題ありです．

実は保険医療機関で保険診療として自己診察を行うことを禁止する規定は，明文化されているわけではない．ただ，「診察」とは「医師が第三者を診療すること」と考えられているため，**実際には医師の自己診察に対して保険給付は行われないことになっている**．

Q 【無診察治療】
患者が「診察をせずに薬だけ出してほしい」と言っているが，処方してもいいのでしょうか？

A これもダメです．

医師法第20条に「医師は，自ら診察しないで治療をし，若しくは診断書若しくは処方せんを交付し」てはならないとの内容が書かれており，無診察での投薬は認められない．ただし，受診できないやむを得ない理由があり，家族などの話を聞いて投薬することは認められる場合もある．

診療報酬制度Q&A

さて，次は診療報酬制度だ．引き続き，研修医の疑問に答えていくことにしよう．

Q 診療報酬制度のしくみを教えてください

A 保険医の登録を行った医師が，保険医療機関の指定を受けた医療機関において，保険適用の診療行為をした場合に限り，定められた点数で計算された報酬が支払われるというしくみが診療報酬制度だ（図2）．

診療報酬制度は2年に1度，改定されることになっている．医療機関の収入は，一般的にその95％以上を診療報酬が占めており，これが直接収益を左右する．したがって，**病院経営における診療報酬改定の影響はきわめて大きい**のだ．

その22　知っておきたい医療制度のはなし　155

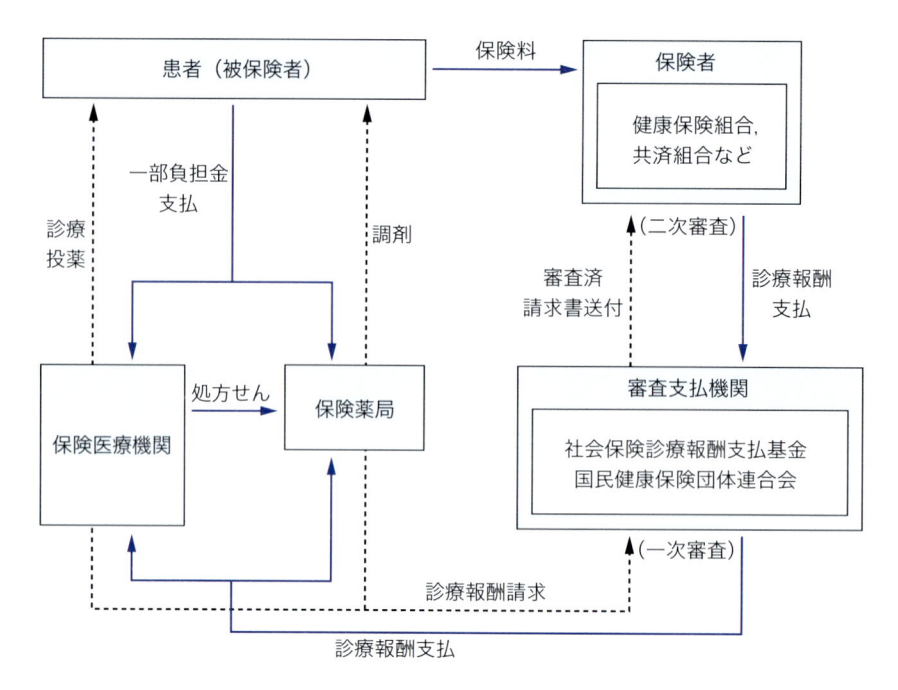

図2 ● 診療報酬制度のしくみ
文献2, p.236より引用

Q 【レセプトチェック】
医事課から「レセプトチェックをしてくれ」と依頼された．何に注意したらいいのでしょうか？

A レセプトとは診療報酬明細書のことで，医療機関は一部負担金以外の部分の診療報酬を請求するためにこれを提出しなければならない．

　最近は，病院のレセプトは電算化されていることが多く，レセプトコンピュータで作成されているので，以前に比べて算定ミスは減ってきている．しかし，医師として必ずチェックしておきたいのは，何と言っても**病名**と**手術名**だ．病名や手術名が漏れなく記載されていないと，実施した検査・手術や，使用した薬剤や医療材料が算定されない．これは病院にとって大きな損害となる．病名と手術名は，医事課の職員がどれほど優秀でも漏れることがあり，医師の記載にかかっている．だから，**病名はレセプトチェックの際に記載するのではなく，日頃から診療の際に漏れなく診療録の病名欄に記載しておく習慣がきわめて大切**だ．

Q 【DPC方式】
病院が診断群別定額払（DPC）方式を採用しているのですが，病棟主治医として何に気をつけたらよいのでしょうか？

A 2003年4月以降，特定機能病院などでDPC方式が施行され，採用する病院が徐々に増えている．出来高方式では，医療行為それぞれの定価の総和として診療報酬が算出されるが，DPC方式では，入院基本料，投薬，注射，画像診断，検査，処置がすべて包括され，一定額とな

る．すなわち，少ないコストで良い治療結果を生むことが評価されるしくみだ．例えば肺炎といった病名によって診療報酬がほぼ決まることになる．したがって，病棟主治医として努力すべきことは，**① 検査や投薬を必要最小限にとどめること**，**② 入院期間を無駄に延ばさないこと**，ということになる．これは，**未熟な研修医だからといって，治療に長い日数がかかることが許されない時代**になっていることを意味する．研修医にとっては厳しい制度だが，「早く上達してね」という患者・国民からみなさんへのメッセージと受け取って頑張るっきゃない！

Q【退院サマリー】
退院サマリーは全入院患者で書かないといけないんですか？

A 入院患者のサマリーを書くのが面倒だという諸君！ 決してそんな甘いことを言ってはならない．退院サマリーの記載は，まさしく病棟主治医の義務だ．

退院サマリーは，診療報酬上は「退院時要約」という表現で「診療録管理体制加算」（**表2**）の算定要件として明確に位置づけられている．実は，**1人でも書かない病棟医がいると，なんと病院は全患者についてこの加算が取れなくなる**可能性があるのだ．

しかし，そのようなことよりもまず，退院サマリーが何のために必要なのかを考えれば，書かなければならないことは明白である．**次回の外来担当医や転院先の病院主治医への報告を兼ねている**ことが多く，その役割は重大だ（「その20」参照）．

表2 ● 診療録管理体制加算の要件

① 患者に診療情報の提供が現に行われていること
② 診療記録のすべてが保管および管理されていること
③ 専任の診療記録管理者が配置され，その他に管理する体制が整備されていること
④ 中央病歴管理室等の診療記録管理を執り行う施設ないし設備があること
⑤ 入院患者について疾病統計および退院時要約が作成されていること

● おわりに

　以上，医療保険制度と診療報酬制度について，ごく基本的なことを解説した．無駄の少ない，効率的な医療が求められる今日にあっては，**質の高い医療を追求しつつ，患者の財布にも優しく病院の経営にも貢献するような，コストに敏感な臨床医**が増えることを願ってやまない．

文献・参考文献

1）全国健康保険協会 / 医療保険制度の体系 http://www.kyoukaikenpo.or.jp/g3/cat320/sb3190/sbb3190/1966-200
2）「医療経営の基本と実務（上）」（黒川 清，尾形裕也 / 監，KPMG ヘルスケアジャパン / 編），日経メディカル開発，2006
3）「Q&Aでわかる 医療事務 実践対応ハンドブック 2013年版」（日本病院事務研究会 / 著），医学通信社，2013
4）「病棟業務からみた 保険診療ガイド2012-13」（藍 真澄 / 著），じほう，2012
5）「スーパー図解・診療報酬のしくみと基本」（岩﨑充孝 / 著），メディカ出版，2010

Profile

金井伸行（Nobuyuki Kanai）
医療法人社団 淀さんせん会 金井病院 理事長
1999年京都大学医学部卒業．飯塚病院研修医，同総合診療科，洛和会音羽病院総合診療科，同救急救命センターを経て2007年5月より現職．
日本救急医学会 救急科専門医，日本内科学会 総合内科専門医，日本医師会 認定産業医，日本医師会 認定健康スポーツ医，臨床研修指導医，「T&A動きながら考える救急初療コース」コアインストラクター．
ITで医療を変える「Team 医療3.0」メンバーとして，iPhone/Android向け医療計算アプリ「ドクターKの臨床予測ツール」を開発しました．ぜひご活用ください．
「金井病院：理事長室のページ」URL: http://www.kanaihospital.jp/tayori

"学び"に役立つあれこれ

その23 実は簡単！オッズとLR

井村 洋

- オッズもLRも，数式ではなく日本語で説明すると，感覚的に理解できる．
- 感度・特異度は縦のラインの関係で，LRは横のラインの関係である．
- LRは客観的な値だが，検査前オッズと検査後オッズはともに主観的な値である．

● はじめに ～医療職にきってもきれないオッズとLR

　皆さんは，確率とオッズのどちらがわかりやすいですか．ここでいう確率とは，確率についての学問ではなく，正しい診断名を想定できる確率（probability）のことだとすれば，ほとんどの方にとっては，おそらく確率でしょう．例えば，「夏の日本国内で雪の降る確率は？」と聞かれれば，即座に「0％」と自信をもって答えられるはずです．「そのオッズは？」と問われると即答できないかもしれません．しかし，不確実な予測（診断，治療効果，予後などの判断）や，限定した集団の調査結果から集団全体の状態を推測すること（臨床研究と，その結果の応用）を仕事としている医療職にとって，知らないわけには済まされないのが，このオッズとlikelihood ratio（LR，尤度比）です．

　「それでもオッズとLRはよくわからない」とこぼす皆さんのために，今回は「絶対に理解できるオッズとLR」をご紹介します．

● オッズを理解しよう

　話をもとに戻しますが，確率は％で表現する予測値や可能性です．雪の降る確率が「0％，30％，80％」という具合に，感覚的に何の問題もなく理解できますよね．ではオッズはどうでしょうか？雪の降るオッズが「0.3，1，5」といわれても，全くピンときませんね．

　しかし，医学教科書や論文では頻繁にオッズ比（Odds Ratio：OR）が使われています．例えば，「急性心筋梗塞の発症は，喫煙中と喫煙経験なしの間で，OR 2.87」という報告です．大規模試験を集積した研究結果は，ほとんどがオッズ比で表されています．

　では，「そのオッズで示されている研究結果の意味は？」と問われると，どう答えますか．先ほどの心筋梗塞の発症リスクの結果を利用して考えてみてください．使用するキーワードは，「急性心筋梗塞」「発症リスク」「喫煙中の人」「喫煙経験のない人」「2.87」で

す．これらを使用して，文章を作ってみてください．

できましたか？回答例を次に示します．

「喫煙中の人々の急性心筋梗塞発症リスクは，喫煙経験のない人々に比べて2.87倍です」

類似の内容を作った方は，オッズの意味をすんなりと感覚的に理解できている方だと思います．何も思いつかなかった方や見当違いをされた方も，心配する必要はありません．ある定型文を参考にすれば簡単に理解できます．それを，次に示します．

> ★ オッズを理解するための定型文
> 「○○○である可能性（○○○が生じる危険性）は，△△△が，□□□の，（オッズ値）倍である」

どうです，難しくないでしょう．○○○に急性心筋梗塞，△△△に喫煙中，□□□に喫煙経験なし，オッズの数字に2.87を代入すれば，前述の文章とほぼ一緒になります．これで，あなたはオッズを日本語で理解できるでしょう．数式のほうが好きな方は次のように理解して下さい．

「喫煙中の人々の急性心筋梗塞発症リスク：喫煙経験のない人々の発症リスク＝2.87：1」

これから論文のオッズ比を見かけるたびに，この定型文に変換して，感覚的に理解する習慣をつけてください．これにて，第一関門は突破です．

診断におけるオッズ

治療だけでなく診断における論文にも，オッズが示されています．また，LRも頻発していることに気づいているでしょうか．実はこれも，オッズと同様，簡単には理解しがたい概念です．でも心配いりません．この項目を読むだけで完全に理解できるようになります！ただ，まずは診断におけるオッズを理解しましょう．

仮説を数値化する

皆さんは，患者を前に診断するときに，何をどのように判断していますか．例えば，「**発熱，咽頭痛，鼻水が3日間続いている30歳男性．同居の家族も同様な症状が伴っている**」という患者に対しては，どう考えますか．「**この状況からは，ウイルス性上気道感染の可能性が高い．でも，急性副鼻腔炎の可能性もあるかも？また，免疫不全でも伴っていない限り，結核や肺炎の心配はないだろう**」というふうに判断しますよね．私も同様です．このように，診断においては，ウイルス性上気道炎，副鼻腔炎，結核，肺炎，などの具体的な疾患を列挙して，それぞれの疾患の可能性について判断しているはずです．この場合は，

> 「ウイルス性上気道炎が存在している可能性は高い」
> 「急性副鼻腔炎の可能性は高くはないけども残る」

> 「結核の可能性はほぼない」
> 「肺炎の可能性はほぼない」

という4つの仮説を，同時に考えています．

　これらの4つの仮説のうち，1つを取り出して説明を進めようと思います．「ウイルス性上気道炎が存在する確率」について，どのような数字を見立てますか？　大雑把な値で結構です．可能性が高いと思っていれば，「70〜100％」の範疇に入る確率を想定しますよね．それが妥当だと思います．

　では，「ウイルス性上気道炎が存在するオッズは？」という質問にはどう答えますか？　少し難しく感じてしまうかもしれませんが，オッズの説明で使用した定型文を利用して「ウイルス性上気道炎が存在する可能性は，……」というセリフではじめてみてください．そうすれば，次のように続くことを思いつくのではないでしょうか．

　「ウイルス性上気道炎が存在していない可能性に比べて，何倍〜何十倍もありそうです」
と．そうです，これが正解です．

　このようにオッズの概念は，診断においても全く同様なのですが，診断の場合は，日本語としてわかりやすくするために，前頁で作成した定型文を，次のように少しだけ修正してみましょう．

> ★ **診断におけるオッズの定型文その1**
> 「患者に，○○○疾患が**存在する可能性**は，
> 　○○○疾患が**存在していない可能性**の，（オッズ値）倍である」
>
> 「患者に，○○○疾患が**存在する可能性**：○○○疾患が**存在していない可能性**＝（オッズ値）倍：1」

＜ある1つの項目について主観的な推測による数字の見立て＞

存在する確率
例：75％

存在しない確率
例：25％

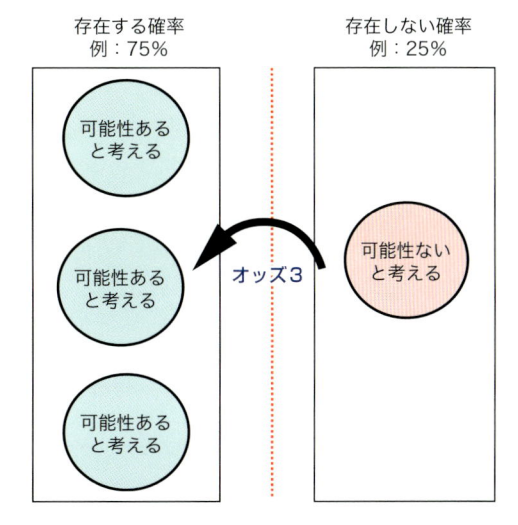

可能性ある と考える

可能性ある と考える

オッズ3

可能性ない と考える

可能性ある と考える

図1 ● 診断におけるオッズ（例）

かなりわかりやすくなったと思いませんか．こうすればある疾患の可能性が75％ならば「存在する確率：存在しない確率」が「75％：25％」となりオッズ3という結論になります（図1）．

📝 主観的な数値であることに留意する

これだけわかれば，診断におけるオッズは終了！と，言いたいところですが，診断の場合は，少しだけ違う点があるので，さらに解説が必要です．診断におけるオッズで最も重要なことは，診断仮説を推測するために使用する値は，確率であってもオッズであっても，臨床研究・調査で得た客観的な数値ではないということを認識しておくことです．**診断の場合，使用する数字はあくまでも臨床医の主観的な推測によるもの**です．つまり「おそらくそうだろうと思う」という気持ちを70～100％に代用したものです（70～100％という数字も，私が適当に使用しているだけです．確固たる定義は存在しませんので，勘違いしないように）．また，「どちらとも言いがたい」を30～70％に，「可能性は低い」を0～30％に，それぞれ置き換えているのです．

もう一度繰り返します．診断を見立てる際に使用するオッズや確率は，推測を数字で表したものであり主観的なものです．そして，主観的であるために，診断において使用するオッズの定型文は，厳密にいえば次のような表現になります．

> ★ 診断におけるオッズの定型文その2
> 「私は（あなたは），○○○疾患が存在するという考えを，
> 　○○○疾患が存在しないという考えに比して，（オッズ値）倍も多くもっている」

このように，診断におけるオッズでは，「疾患が存在していると考える：存在していないと考える」という仮説のせめぎ合いを，数字に表したものになります．よって，100％存在していると思えば，それは「100：0」となりオッズは無限大です．どちらともいえないと思えば，五分五分「5：5」という表現どおりで，オッズは1です．可能性が低いと思えば1未満になります．1より低ければ低いほど，可能性が低いと考えていることを意味します．10に1つもないと考えれば，「1：10」よりも少ない比率となり，オッズは0.1未満です．

● 感度・特異度とLR

感度・特異度やLRの意味を理解するには，言葉の説明よりも2×2表を使う方がはるかに有用で簡単です（表1）．

📝 感度・特異度

感度は，特定の疾患を有する集団において，特定の検査が陽性になる割合です．真陽性

表1 ● 2×2表（2 by 2 table）

	疾患あり	疾患なし
検査結果陽性	真陽性	偽陽性
検査結果陰性	偽陰性	真陰性

表2 ● 2×2表で示す感度・特異度

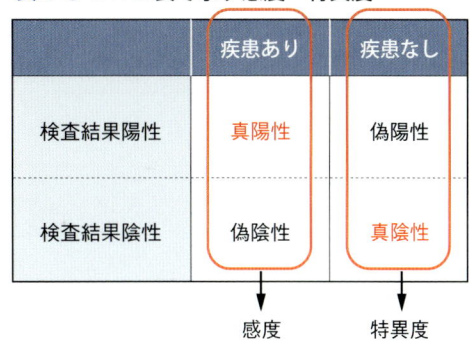

	疾患あり	疾患なし
検査結果陽性	真陽性	偽陽性
検査結果陰性	偽陰性	真陰性

↓感度　↓特異度

感度＝真陽性／真陽性＋偽陰性（疾患あり群における検査陽性率）
特異度＝真陰性／偽陽性＋真陰性（疾患なし群における検査陰性率）

率も同じものです（表2）．また，特異度は，特定の疾患を有していない集団において，特定の検査が陰性になる割合です．真陰性率と同様です．いずれも，疾患の有無によって分割した集団における，検査の陽性率，陰性率だということがわかります．表2で示したように，縦のラインの関係を計算したものだと理解してください．

LR

ではLRは何が違うのでしょうか？多くの研修医は，「陽性LR（＋LR）＝感度／（1－特異度），陰性LR（－LR）＝（1－感度）／特異度」という計算式を記憶するだけに止まっているように見受けられます．この計算式が正しいことは間違いないのですが，残念ながら皆さんにとっては，何のイメージも喚起しないという欠点を有しています．LRについても，感度・特異度のときと同様に，言葉だけで説明するよりも，2×2表を利用したほうが理解しやすくなります．

感度・特異度が縦のラインの関係であったのに反して，**LRは横のラインにおける関係**です．気をつけなければならないこととして，横のラインの関係を計算するのですが，そのときも真陽性率，偽陽性率，偽陰性率，真陰性率という，感度・特異度の縦のラインで計算された値を使用することです（真陽性率＝感度，偽陽性率＝1－特異度，偽陰性率＝1－感度，真陰性率＝特異度）．その関係を定型文にすると，次のようになります（表3，4）．

> **★ LRの定型文**
> ＋LR：特定の検査が陽性だった場合に，疾患を有している可能性が（LR値）倍になる（＋LRは1より大きいため，検査前に比して高くなる）．
> －LR：特定の検査が陰性だった場合に，疾患を有している可能性が（LR値）倍になる（－LRは1未満のため，検査前に比して低くなる）．

表3 ● 2×2表で示す陽性尤度比（＋LR）

	疾患あり	疾患なし
検査結果陽性	真陽性率	偽陽性率
検査結果陰性	偽陰性率	真陰性率

＋LR ＝ 真陽性率 ： 偽陽性率
（検査陽性群における真陽性と偽陽性の比）

真陽性率＝真陽性／真陽性＋偽陰性
偽陽性率＝偽陽性／偽陽性＋真陰性

表4 ● 2×2表で示す陰性尤度比（－LR）

	疾患あり	疾患なし
検査結果陽性	真陽性率	偽陽性率
検査結果陰性	偽陰性率	真陰性率

－LR ＝ 偽陰性率 ： 真陰性率
（検査陰性群における偽陰性と真陰性の比）

🖉 LRの意味とは

　どうして感度・特異度があるのに，わざわざLRを設定する必要があるのでしょうか．それは，感度・特異度では得られないパラメーターを，LRによって示すことができるからです．診療する医師が診断過程において入手できる情報は，検査結果や所見です．それらを手がかりに正しい診断名にたどり着こうと努力しています．そして，**LRはその検査結果が陽性だった場合，または，陰性だった場合に疾患の可能性を上げたり下げたりするための指標**なのです．つまり，LRのほうが，感度・特異度に比べて診療する医師の視点に近い感覚を示しているのです．

　それ以外にも，感度・特異度とLRには異なる点があります．それは，LRは割合ではなく，［疾患あり：疾患なし］の比だということです．何かに似ていませんか．そうです．オッズに似ているのです．似ているというよりも，検査が陽性だった場合のオッズ，検査が陰性だった場合のオッズなのです．ただし，診断の見立てのオッズと，検査所見のLRとの間には，明らかな違いがあります．それは，**LRは主観的な値ではなく，調査結果を分析して得られた客観的な数字である**ということです．検査精度の調査や臨床研究を実施せずに，LRを得ることはできないのです．LRは，客観的な値であるということが，診断の見立てのオッズとの違いということを覚えておいてください．

● オッズとLRから得られるものは

　オッズとLRをおのおの解説してきました．では，その双方を利用することで得られるものは何でしょうか．それは，診断の見立てのオッズ（検査前オッズ）とLRを掛け合わせることで，検査結果を加味した診断の見立てのオッズ（検査後オッズ）が得られることです．式にすると，次のようになります．

> **検査陽性時**：検査前オッズ × ＋LR ＝ 検査後オッズ　　例：3 × 2 ＝ 6
> **検査陰性時**：検査前オッズ × －LR ＝ 検査後オッズ　　例：3 × 0.1 ＝ 0.3

　私たちは，診療中にこのような計算を実際にしているわけではありませんが，無意識に診断中の思考過程はこのような軌跡をたどっているはずです．

　この計算式を眺めることで，検査を利用して診断するときの注意点に気づかされます．それは，どのように精度の高い検査をしていたとしても，**検査前オッズが主観的な値である限り，検査結果を加味した検査後オッズは主観的な値になる**ということです．つまり，検査前の見立てが，検査結果を加味した診断後の見立てに影響するということです．もちろんLRがべらぼうに高かったり，低かったりすれば，検査前のオッズを大きく引き上げたり引き下げますが，1つの検査だけでそこまで影響力の高いLRを持つ検査は，癌の組織診，冠動脈造影での閉塞所見，髄液培養，血液培養など，限定されています．つまり，検査前オッズの見立てを適切に行うことは，とても大事なことなのです．

　影響力が非常に強いLRの値とは，

> ＋LRなら10以上，－LRなら0.1未満です．

十分に強い値は，

> ＋LRが5〜10，－LRが0.2〜0.1です．

　これらの値を有する検査を使用するときには，診断の見立て（検査前オッズ）の少しのブレは検査が補ってくれるのですが，＋LRが3以下，－LRが0.3以上の検査では，診断の見立てが検査結果を加味した検査後オッズに大きく影響することを忘れないでください．

　このことを理解したうえで，論文などで検査結果や所見を示すLRを見かけたときには，どの程度の影響力のある検査や所見なのかについて感覚的につかみ取りながら見る習慣をつけてください．

Profile

井村 洋（Hiroshi Imura）
飯塚病院 総合診療科
20年近く暖めてきたテーマを，やっと発表できました．双方向性の会話を活かしたセッションに比べて，文章化は技術を要します．わかりにくい点がありましたら，遠慮なく質問してください．
（himurah1@aih-net.com）

"学び"に役立つあれこれ

その24 目指せ！ 文献活用の達人
～医師の頭脳を優れた文献サーチエンジンに変えるためのステップ

清田雅智

- 研修医の頃は文献を指導医から貰え．
- UpToDate® と PubMed を使えるようになれ．
- SugarSync や Dropbox などのネット上のメモリを準備すべし．

● はじめに

　文献は1年次に必死に探す必要はない！ このことを強調しておきます．研修医の間は臨床の現場の実感をもつことが大事です．極論を言えば文献検索などできなくてもよい．日々の臨床での葛藤，挫折感から，自分を奮い立たせる気持ちをもたないと，良い情報をもっても十分に活かせません．そのような体験を伴わない知識というのは，長い医師人生でどの程度役立つのでしょうか？ 医学情報を脳へ深く"刻み込む"ためにも，そういった苦労をされることが重要と思います．そして，自分の時間を有効にするために，文献は上級医に貰い，また上級医は適切な情報を渡すのが役割と思うべきでしょう．

　下記のケースシナリオを用いて，医師がどのようにして文献検索に興味をもつに至るのか，そのプロセスを共有してもらいましょう．

ケースシナリオ～1

　1995年，当時名も知れない田舎の病院の研修医となった1年次の研修医Kは，あるとき46歳の生涯忘れることのない患者に出会った．彼女は一人暮らしで，日雇い労働者として毎日を送り，唯一の楽しみは飲酒であった．ところが，このごろは体調を崩し食事もままならない状態となり，大好きなお酒も飲めなくなった．強い倦怠感に襲われて救急外来を受診した．病院到着時には，意識はあったものの，採血上 pH 6.846, $PaCO_2$ 11.8 Torr, PaO_2 147 Torr, HCO_3 1.9 mEq/L, SaO_2 94.2％と著明なアシドーシスがあった．Na 140 mEq/L, K 3.2 mEq/L, Cl 97 mEq/L, 尿ケトン±であった．

　この研修医は，言わずと知れた当時の私自身である．今でこそ研修病院として有名であるが，当時はごくありふれた田舎の病院だった．図書室には，古い教科書が並び（と言っても当時は母校の図書室も似たようなものだったと記憶している）インターネットどころ

かE-mailもない頃である．文献検索というのは，PubMedの前身のMedlineというシステムで，CD-ROMに収められた英文雑誌の情報を，キーワードを入力してサーチするという代物であり，図書室の片隅にMS-DOSで動くNECの98シリーズのパソコンが1台あった．こういうのが，当時の教育環境であった．

ケースシナリオ〜2

ありがたいことに，当時研修医Kは，指導医から血液ガス分析についてみっちりトレーニングを受けたばかりであった．この血液ガスの解釈は，まずアニオンギャップ（AG）を求めることから始まる．AG＝Na－Cl－HCO_3＝41.1であるから，AG開大型のアシドーシスであることがわかる．そこで，もともとAGが上昇する前のHCO_3 originalを求める．ΔAG＝AG－12＝29.1であるから，HCO_3 original＝1.9＋29.1＝31↑（HCO_3の正常24±2を超えている）である．つまりこのケースはAG開大型の代謝性アシドーシスに加えて，代謝性アルカローシスを合併していたことがわかる．さらに，呼吸性代償を確認するために，代謝性アシドーシスの場合の計算式で，$PaCO_2$*＝HCO_3×1.5＋8＝10.8±2であり，患者の$PaCO_2$ 11.8は呼吸性代償していることがわかる．つまり，代謝性アシドーシスとアルカローシスの合併があることがわかった．

そこで，AG上昇の原因を探ろうとする．ケトン体と乳酸を測定してみる．アセト酢酸630（基準値＜70）μmol/L，βヒドロキシ酢酸6,520（＜80）μmol/L，乳酸96.2（＜16）mg/dLであった．なんと，乳酸アシドーシスと，ケトアシドーシスがあるではないか．十分な食事をとれなかったということからは，脱水になり乳酸アシドーシスになるのはわかるが，この患者には，糖尿病の病歴はないし，インスリンやSU剤なども使ったことはない．HbA1cも正常である．本来ケトアシドーシスは，インスリンが不足した事態で，ブドウ糖が細胞内に取り込まれず利用ができなくなるため，TCAサイクルを回すことができず，β酸化によって脂肪を分解してケトンを作ることから始まる．飢餓から脳細胞を守ろうとするケトーシスのなれの果てで，有機酸の処理に重炭酸を消費して結果として代謝性アシドーシスになるはずである．糖尿病のないこの患者でケトアシドーシスになる理由がわからなかった．**糖尿病以外でケトアシドーシスは起こるのか**というのが，疑問として沸々と湧いてきた（もちろん，本当の研修医Kはそんなに物知りではなかった．相当の脚色があります）．

イシアタマにたたき込め！ ①情報を調べる手順

賢明な読者であれば，この話の流れは，これこそEBMの5つのステップ[1]のうち，ステップ1の疑問の定式化であり，次はステップ2の最適なエビデンスの検索．そこで文献検索だ！と期待するでしょうが，ここでの文献検索はどうすべきでしょうか？医学情報には，一次資料と二次資料[2]というのがあります．一次資料というのは，何らかの臨床的な疑問を解くためにデザインされた研究を記載したものであり，雑誌のなかでいうところのoriginal articleです．これを検索するのに，PubMedなどを使用します．これらの一

次資料をまとめて作られた資料が，二次資料です．現在では，UpToDate®，Medscape，DynaMed，InfoPOEMsなどがあります．最初はできるだけ二次資料を読んで，必要に応じて一次資料を読むという習慣が文献検索のキモです．

研修医Kは，そもそもケトアシドーシスとは何かということすら知らなかったので，当時日本語の教科書でケトアシドーシスについて徹底的に調べた．しかし，糖尿病性ケトアシドーシス以外は全く記載がなかった．そこで，英語で書かれた教科書も探した．当時調べたCecil Textbook of Medicine 19th edition[3]では，ケトアシドーシスの原因として，TABLE 75-14にアルコール性，糖尿病性，飢餓と書いてあるものの，その解説は十分になされていなかった．このケースがどのタイプなのかというのは，本文を読んでも，そもそもの疾患概念が希薄なためどれに当てはまるのかがわからなかった．しかし，この人がアルコールを飲んでいたのは明確であり，アルコールとケトアシドーシスの関係を調べようという考えに至った．

イシアタマにたたき込め！ ②英文のキーワードを知る

日本語のキーワードでは，残念ながら情報が少ないのです．英語の単語を知ることが重要です．alcoholic ketoacidosisという単語がわかると，検索方法が決まります．PubMedで，検索してみるとよいです（後出，図3）．

例のCD-ROM版のMedlineを動かしてみた．もう忘れてしまったが，当時1枚のCD-ROMのなかには，1年くらいの情報しか入っていなかった．これを5年分くらいサーチするのには，優に2〜3時間かかったことを記憶している．Alcohol AND ketoacidosisという検索語で文献検索をかけたところ，タイトルにこの名前が付いているものは，なかなかヒットしなかったが，数時間の後にその名もずばりalcoholic ketoacidosisが付いたタイトルの文献を探すに至った[4]．早速文献を大学の友人に送ってもらい，それこそむさぼるように読んだ．そして，この文献を読みながら，最初何のことかわからなかった，暗い闇がどんどん晴れて行く感覚を味わった．"啓蒙（蒙：くらい，啓：ひらく）"という言葉を実感した瞬間であった（図1）．

イシアタマにたたき込め！ ③文献検索は上手よりも熱意

本屋に行って，自分の最も欲しい本をどうやって調べますか？サーチする機械をたたけば本当に好きな本がみつかりますか？やはり，店員（上級医）に聞いたり，自分で手

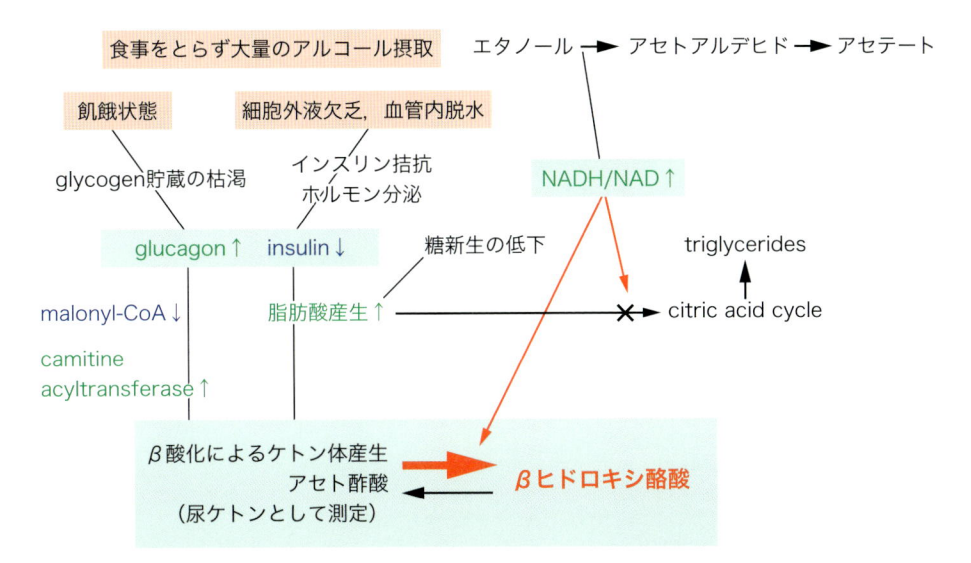

```
食事をとらず大量のアルコール摂取       エタノール → アセトアルデヒド → アセテート
飢餓状態   細胞外液欠乏，血管内脱水
                                           NADH/NAD↑
glycogen貯蔵の枯渇  インスリン拮抗
                    ホルモン分泌
                                                    triglycerides
    glucagon↑    insulin↓    糖新生の低下              ↑
                                          ✗ → citric acid cycle
malonyl-CoA↓     脂肪酸産生↑
camitine
acyltransferase↑
         β酸化によるケトン体産生  ⇌  βヒドロキシ酪酸
              アセト酢酸
            （尿ケトンとして測定）
```

図1 ● **文献4からわかったアルコール性ケトアシドーシスの代謝の特性**
尿ケトンが±となるのは，βヒドロキシ酪酸が優位になることが理由である

にとって本を探す（下手でもよいから実際に検索する）作業がなければ，自分の欲する情報は手に入らないですよ．

ケースシナリオ～3

　時はかわって2013年．研修医1年次であるあなたは，ケースシナリオ1と似た症例を担当することとなった．そこで，同じようにアルコール性ケトアシドーシスを知りたいと思った．文献検索するためには何が必要であろうか？

2013年度版にバージョンアップした研修医Kはこうするのである．
① UpToDate® でAlcohol AND ketoacidosisという言葉を入れる．→最上段に日本語で書かれた，『空腹時ケトアシドーシスおよびアルコール性ケトアシドーシス』というタイトルがあることに気づく（図2）．そして，どういう文献をreferenceに引いているかを確認しておく．特に複数回引用されている，もしくは自分で気になった文献は図書室で頼んだりして必ず手に入れておく．今回手に入れようとしたものが実は，先にあげた文献4であることに気づいた．
② PubMedでとりあえずAlcohol AND ketoacidosisと入れてみる．→たくさん検索が引っかかる．1995年とは異なりなんと，ほぼ1秒で542もの文献がリストされる（図3）．そのなかで，無料でダウンロードできる文献で気になったものはとりあえずPDFでダウンロードする．恐らく2006年Emerg Med Jはその名もAlcoholic ketoacidosisというタイトルのreviewがfreeでアクセスできるので，それをダウンロードして読むとよい[5]．

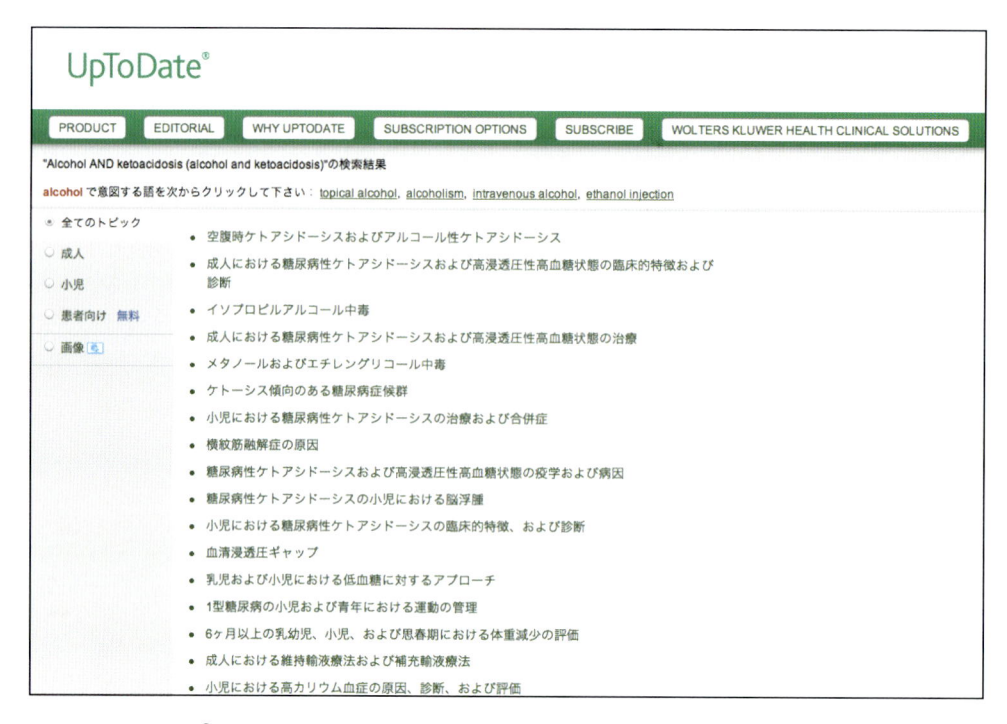

図2● UpToDate® の検索結果
現在では，最初のタイトルだけは日本語訳が出ます

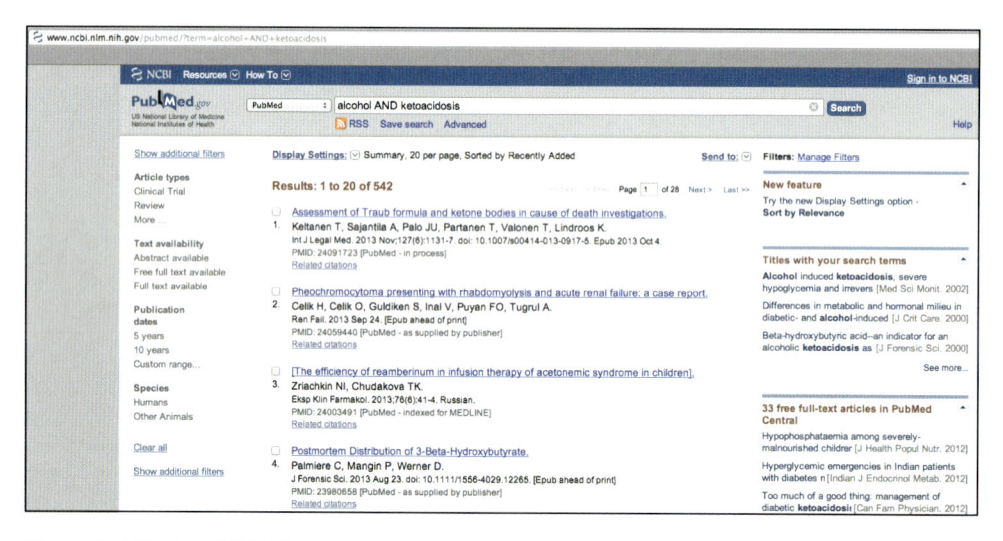

図3● PubMed の検索結果
左列の Show additional filters から"Review"を押すと review article のみ表示する．また，Text availability の free full text available で無料の文献がリストアップされる

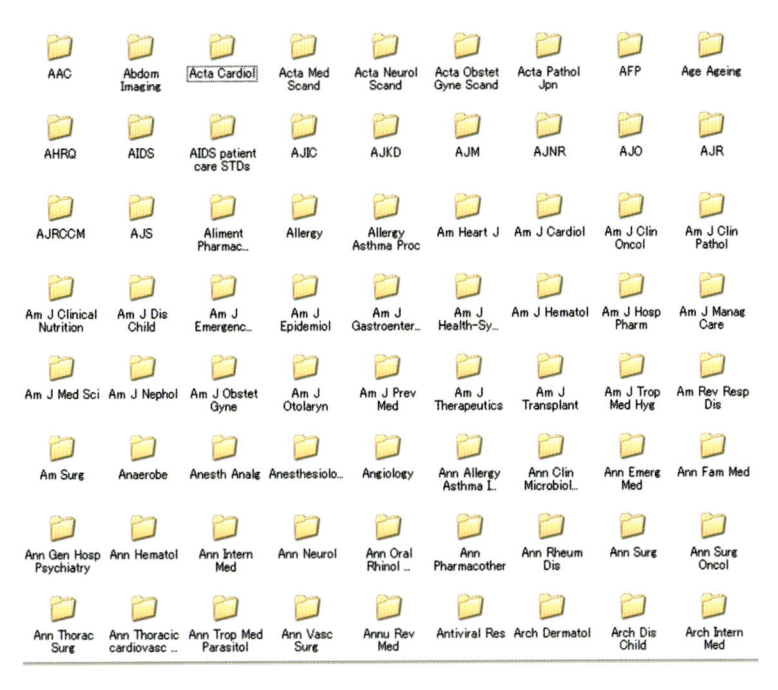

図4 文献をストックするフォルダ
ちょうど図書館で雑誌を探すのと同じファイリングになる

③ 例えばSugarSyncやDropboxといったonlineのメモリを契約し，そこにフォルダ管理して登録しておく．コンピュータとインターネットにつながれば，いつでも文献にアクセスできるからだ．そのときには，**必ず，発行年，タイトルを自分自身で付ける**．そして，**面倒と思わず，フォルダを雑誌1つにつき1つ作る**（図4）．文献を将来探すときに，一定のルールを作っておかないと，どこに入れたかわからなくなるのが，よく起こる問題である．実際の図書館での文献の管理と同じシステムが理にかなっている．

④ 上記の方法で手に入らなかった文献で，気になる文献は，図書室に行き，紙媒体で取り寄せる．それをスキャナーでPDF化する（これにより，自分専用文献図書館が完成する．10年もすると，とんでもなく良い文献検索ツールになっている：つまり究極の検索法は，自分の頭であり，その表現型がネット上にストックした図書館である）．診療をして，医学情報が少しでも気になったときには，近くのパソコンで必ず文献を検索して，そのときには必ず読む．そして，**自分の頭が優秀な検索装置となり，これが，文献検索のゴールである．**

⑤ ネット上とは別に，自宅にはバックアップ用のメモリを購入しておき，ネット障害があっても検索可能にしておく．SugarSyncなどのようなソフトを使うと，自動でファイルが共有されるのでバックアップ作業が不要になり重宝する．USBメモリは携帯性の利便性はあるものの，物理的破損とウイルス感染の問題もあるので，最近筆者は避けるようになった．

● おわりに

　私の師匠と仰いでいるUniversity of PittsburgMedical CenterのMicheal Lamb医師はこう言いました．「いいかDr.Kiyota．立派な医者になりたいと思ったときに，何をするべきか知っているか？ 'Read, read, read…… and….Read' なんだよ」

　ちなみに，私はよく頭でっかちだと揶揄されます．イシアタマは自戒の意味でも，良い意味でもあります．

参考文献

1）「Evidence based medicine: how to practice and teach EBM」(Sackett DL, et al), Churchill Livingstone, London, 1997
　↑5つのステップ：Step1. define the problem　Step2. track down the information sources you need　Step3. critically appraise the information　Step4. apply the information with your patients　Step5. evaluate how effective is.

2）「EBMの正しい理解と実践Q&A」(能登 洋/著)，p41，羊土社，2003
　↑買ってCover to coverで読むべし．

3）「Cecil Textbook of medicine 19th edition」(Wyngaarden JB, et al), pp523-524, 1306, W.B. Saunders, Philadelphia, 1992
　↑全部は読めない．

4）Wrenn KD, et al : The syndrome of alcoholic ketoacidosis. Am J med, 91 : 119-128, 1991
　↑古い文献ながら，AKAの疾患概念がよくわかるreview． 必読．

5）McGuire LC, et al : Alcoholic ketoacidosis. Emerg Med J, 23 : 417-420, 2006
　↑今ならこの文献から入り4）を孫引きするのが王道であろう． 必読．

Profile

清田雅智（Masatomo Kiyota）
飯塚病院 総合診療科
1995年長崎大学卒業．飯塚病院研修医，以後総合診療科で研修医の指導医となり，18年間約200人の研修医に院内無敵の"文献攻撃"を行ってきた．三度の食事以上に文献収集が好きだが最近読んでいない．現在PDFで文献約25,000を所蔵．研修医から文献ソムリエという裏の称号を贈られている．2007年から北九州でレジデント対象のカンファランスを定期開催．長野，神奈川，京都，和歌山に加えて島根，福島にて定期講演を行う予定である．

"学び"に役立つあれこれ

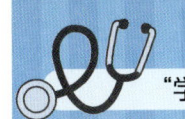

その25 ポートフォリオを通じた自己学習のすすめ

菅野哲也

- 初期研修医に向けたポートフォリオ活用の具体例を紹介する.
- ポートフォリオ（significant event analysis）の実際を体験してみよう.

● はじめに

ポートフォリオとはもともと「紙ばさみ」のことを指し，芸術や建築の分野でその人の業績や作品をまとめたものを指します．研修医教育において，形成的評価（学習の進行具合を評価しフィードバックする）に盛んに用いられるようになりました．研修医が行った活動を1つのファイルにまとめて貯めておき，どんな活動を日々行っていたかを後で振り返ることができるツールです．ここでは王子生協病院での活用法をご紹介しましょう．

● 研修医教育におけるポートフォリオとは？

王子生協病院では，初期研修医1年目からポートフォリオを作ることを義務付けています．ファイルなどに日々の考えのメモやケースログ，書類，サマリーなどを挟み込んで，1つの作品のように仕上げていきます．挟み込む物は書類や写真，パンフレットなど何でもいいので，どんどん放り込んでおいて後で整理していきます．最近はe-ポートフォリオとして後述するようなITを使うことも多くなってきています．

● ポートフォリオ発表会の様子から〜自己学習の視点を学ぼう

当院では，ポートフォリオを用いた研修の一環として，それまでファイルなどに貯めてきたもののなかから，特に印象に残った症例や患者教育などのプロジェクト活動をまとめたプレゼンテーションを作成し，1年目終了時にポートフォリオ発表会を行いその成果を共有しています．これはポートフォリオのなかでもショーケースポートフォリオと呼ばれ，自分が経験した出来事から得られたことをもとに他人に見せられる1つの作品のように仕上げることで自分の能力を示す手法を用いています．

それでは，2009年12月に行ったポートフォリオ発表会での1年目研修医，密山要用先生の発表について見てみましょう（図1〜3）．

図1 ● 研修医によるポートフォリオ発表会のプレゼンテーション

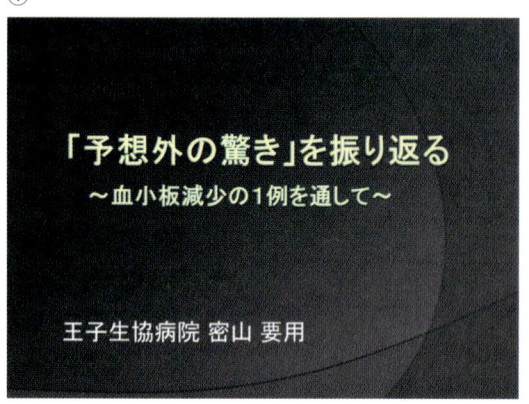

① 「予想外の驚き」を振り返る
〜血小板減少の1例を通して〜
王子生協病院 密山 要用

② 背景
医師は症例（臨床経験）を通して学んでいく
王子生協病院では、医師研修において「振り返り」を重要視している。
学びは振り返りによって強化されると言われている。

現場では、「予想外のこと」「驚き」にしばしば出会う。
「予想外の驚き」からの学びが大きい、といわれている。

③ 目的：振り返りをしっかりやる
実際に予想外の驚きが起きた症例を通して研修医としての学びを振り返る
「予想外の驚き」に対する研修医・指導医の思考過程を対比しギャップを考える
→ 血小板減少性紫斑病(ITP)の1例を通して考察する

自分がなぜこのテーマを選んだかをまず提示します．これが大事！

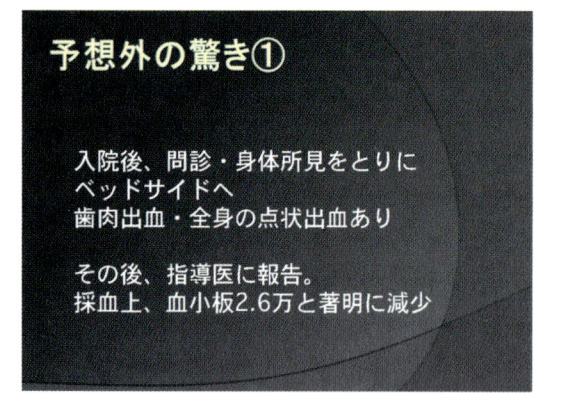

④ 症例 3X歳男性
【主訴】発熱・食欲不振・歯肉出血・点状出血
【現病歴】
入院20日前より37℃〜39℃の発熱が持続
入院13日前、体幹・四肢に小丘疹の多発を指摘
入院3日前午前に解熱、午後から全身の点状出血出現、夜には歯肉出血を認めたため入院となる
【身体所見】
BP:136/78, HR:95, BT:36.6℃, RR:18
全身所見：リンパ節腫脹なし
皮膚：体幹〜四肢に丘疹・点状出血 混在
口腔：点状出血、歯肉出血
その他神経系含めて異常なし

⑤ 予想外の驚き①
入院後、問診・身体所見をとりにベッドサイドへ
歯肉出血・全身の点状出血あり

その後、指導医に報告。
採血上、血小板2.6万と著明に減少

図2につづく→

図2 ● 研修医によるポートフォリオ発表会のプレゼンテーション（つづき）

⑥
自分
おかしな皮疹があると報告はできた。
皮疹が点状出血と認識できていなかった。
はじめて自分の目で点状出血を診た！
問題リストの優先順位をつけられていなかった。
（不明熱の原因精査にこだわっていた
まずすべきは、血小板減少への対応・治療）
血小板3万以下の緊急度の認識不足。戸惑い

だが、どう動くか、対処法を持っていない
歯肉出血の病歴といいなにか変だなぁ。

そのときの気持ちがそのまま書かれています．何かもやもやしていますね．

⑦
指導医
学習者がレポーターとして
皮疹に関するプレゼンに慣れていないと判断し、
一緒に皮疹をみることにした。

発熱の前駆症状（感染疑い）からの点状出血、
年齢、全身状態がよいことから、ITPを疑った。
点状出血が起こりうる血小板値を予想し、
血液検査値の確認。
同時に、貧血の進行がないかをチェック。
指示を出したところで、
研修医とITPの治療指針を確認した。

指導医は，研修医のできていない点を診断しながら，一緒に方針を決めていきます．

⑧
振り返りを通しての学び①
「点状出血」「血小板2.6万」
　　の重要性・緊急度の認識の違い
・点状出血は圧迫しても消退しない。
　…血小板3万/μl以下で点状出血出現。

以上から　　紫斑・血小板減少でITPを初見で疑う
臨床的に判断し治療する決断ができるか

医学的にしっかり診断できていたかが振り返れています．

⑨
予想外の驚き②
第3病日　黒色便の訴えあり
鑑別診断として、消化管出血を考え
血液検査を翌日にオーダーした

第4病日　AM1:30に歩行時のふらつき
顔面蒼白、上腹部痛の訴えあり
緊急血液検査でHb 6.0g/dl（入院時Hb13.6）

上部内視鏡にて十二指腸潰瘍から出血
→クリッピングにて止血
　　十二指腸潰瘍(A2stage)、露出血管なし

⑩
自分
前日に黒色便、結膜貧血あり
ふらつくと聞いていた。
消化管出血を考え、翌日の採血をオーダー。
しかし、すぐに血液検査すべきだった。
「黒色便・ふらつき」への救急対応の視点を
持っていなかった。採血データを
すぐにチェックできていなかった
　　（Hb6.0と指摘されるまで気づかなかった！）
次の対処（内視鏡・輸血）を知ってはいても
決断できなかった。

後から振り返ると反省ばかり．でもこれが生きてくるんですよ！

⑪
指導医
看護師が歩行がふらふらして危ないことを報告。
貧血の進行疑い、血液検査のチェック。
Hbの急激な低下を研修医と確認。
研修医がフリーズ（頭真っ白）している感じが
あったので、こちらでMAPと緊急内視鏡の指示を
出した。ガンマグロブリンの使用も考慮したが、
内視鏡でクリッピングし止血され、若年・感染症の
リスクも考慮し、ステロイドパルスを選択。
ここまでは自分が主導権を握り指示をだした。
ITPの原因について研修医に調べてもらうように指示

緊急度が高い場合は，指導医が積極的にリードしているんですね．まずは患者の安全が第一です．

図3につづく→

図3 ● 研修医によるポートフォリオ発表会のプレゼンテーション（つづき）

⑫

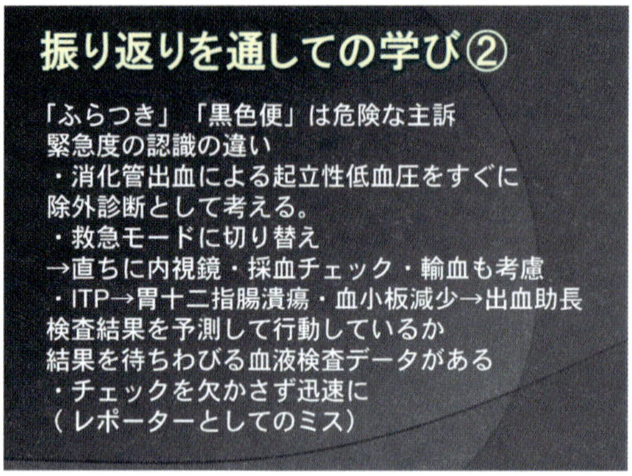

振り返りを通しての学び②

「ふらつき」「黒色便」は危険な主訴
緊急度の認識の違い
・消化管出血による起立性低血圧をすぐに除外診断として考える．
・救急モードに切り替え
→直ちに内視鏡・採血チェック・輸血も考慮
・ITP→胃十二指腸潰瘍・血小板減少→出血助長
検査結果を予測して行動しているか
結果を待ちわびる血液検査データがある
・チェックを欠かさず迅速に
（レポーターとしてのミス）

振り返りをすることで自分のできなかったことが整理されましたね．Good！

⑬

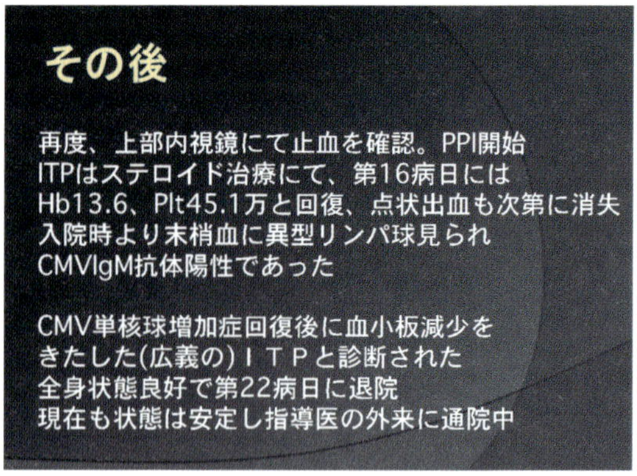

その後

再度，上部内視鏡にて止血を確認．PPI開始
ITPはステロイド治療にて，第16病日には
Hb13.6，Plt45.1万と回復，点状出血も次第に消失
入院時より末梢血に異型リンパ球見られ
CMVIgM抗体陽性であった

CMV単核球増加症回復後に血小板減少をきたした(広義の)ＩＴＰと診断された
全身状態良好で第22病日に退院
現在も状態は安定し指導医の外来に通院中

⑭

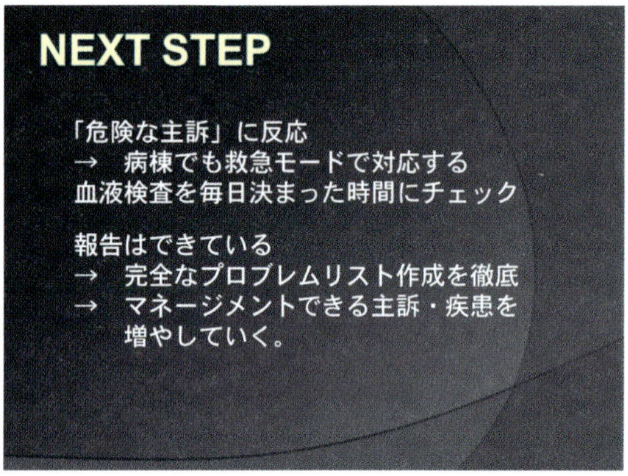

NEXT STEP

「危険な主訴」に反応
→　病棟でも救急モードで対応する
　　血液検査を毎日決まった時間にチェック

報告はできている
→　完全なプロブレムリスト作成を徹底
→　マネージメントできる主訴・疾患を
　　増やしていく．

次につなげることが大事！研修に終わりはありません．

● 自分を振り返るポートフォリオ

　このポートフォリオの場合，decision making（意思決定）をテーマとしてあげており，患者と向きあうなかでの不安と葛藤を自ら振り返っています．失敗しても後から自分の行動や感情を振り返り，あえて指導医にあのときどうだったかを聞き，自分の反省として生かしています．しっかりと自分を見つめ直すことができていると感じられる，すばらしいポートフォリオと思いました．

指導医の立場から

● 指導医　春田淳志先生のコメント（当時）

「指導医である私は，研修医と患者と自分の3者の状況（緊急性，重要性）を意識しながら指導していました．このケースに関しては，若干研修医に対して焦らせてしまうような指示を出してしまった反省もあります．診療の面では，看護師の報告がなかったらと思うとぞっとしますし，そこに自分の疾患把握の甘さやシステムの問題が見えてきました．このように，研修医だけではなく，指導医も指導として症例を振り返ることでも，いろいろな面が見えてきます．経験に勝る指導医がその場をうまく乗り切るだけではなく，研修医の振り返りも促しながらそれを聞き，さらに指導医自身も振り返ることでわかることもたくさんあります．患者様の安全を第一に考えることはもちろんですが，**研修医に安全な環境で学習してもらうことの重要性を再確認しました**．このポートフォリオは，研修医の振り返りとしても，症例中の感情（reflection in action）と症例後の感情（reflection on action）を深く洞察しており，非常に深い振り返りができていると思いました」

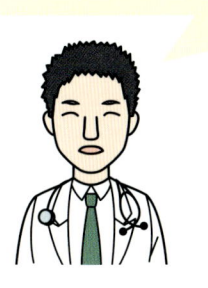

ネット時代のe-ポートフォリオ〜日々の記録の残しかた

では，このような1つのポートフォリオを作るまでに日々どのような努力をしていたのでしょうか．直接，研修医，密山先生に聞いてみました（当時）．

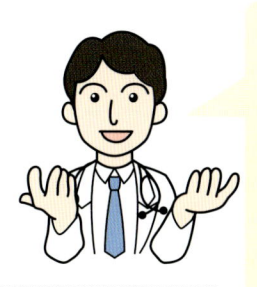

注　毎日の振り返り
王子生協病院では，1年目の初期研修開始時より毎日夕方に1日の振り返りを行う時間を義務付けている．自然とその時間までに業務をいったん片付け，1日の出来事を整理するような習慣が身に付く．フォーマットは「**できたこと**」「**できなかったこと**」「**感情**」「**野望**」の4項目に分けて整理していく．

「1年目前半に行っていた毎日の振り返り（**注**）で，振り返り思考はある程度身に付いたと思います．現在は，普段は気づきなどをTwitter™でつぶやき，特に何かイベントがあったときなどにFacebookでしっかりその出来事と感情，振り返りを記述する，というのがぼくの日常です．Facebookではある程度クローズドで他病院の家庭医の先生方からフィードバックがもらえるので，すごく豪華ですね．1人で終わらない良い振り返りができるようになりました．書くのも楽しくなりますし，Evernote®で写真，メモの走り書き，テキストなどさまざまなかたちで日々の学びをすべて放り込んで大まかなポートフォリオとしています．文献，調べ物もほとんどiPhoneでしてしまうのが現状ですね．このような日々の作業でポートフォリオを作る下地は整えつつ，まだポートフォリオを作っていく作業には入っていないというのも現状ですが」

密山先生は日々の出来事をiPhoneを使って記録しています．Evernote®というメモをネット上に保存しておけるアプリケーションを使って，学習メモや書類，文献などをすべて保存しています．このWebアプリケーションは，iPhoneのほか，職場，自宅，共有のPCなどどこからでも参照できるのが利点です．王子生協病院の初期研修プログラムは，他の研修施設で研修している期間が長く，医局の本棚にいちいち書類などの忘れ物を取りに来なければならなかったのですが，それも必要なくなりました．

ポートフォリオのその後

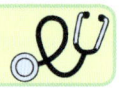

密山先生の発表はポートフォリオの中でもSEA（significant event analysis）と呼ばれるものでした．現在は，日本プライマリ・ケア連合学会認定家庭医療後期研修プログラムでポートフォリオ作成が義務付けられており，日々の診療からポートフォリオを作成することが当たり前になりました．ポートフォリオは，自分の診療を常に省察しながら指導医と一緒に振り返ることができる素晴らしい教育手法です．初期研修医の間にその入口を体験できるのはとても良い経験になると思います．ぜひ，あなたの施設でもやってみてください．

おわりに：さあポートフォリオを作ってみよう

このように，ポートフォリオも日々進化しており，ネットやモバイルを使用しながら楽しく作成していけるようになりました．自己の成長がしっかりと記録されたライフログとして後世に残すことができます．皆さんも日々の研修をポートフォリオに記録してみませんか？

参考文献

1) 鈴木敏恵：意志ある臨床研修を叶える！～切り札はポートフォリオとプロジェクト手法～．レジデントノート，8（12）：1627-1635，2007
2) 医学ポートフォリオ：http://www.igaku-portfolio.net/
3) 横林賢一，他：ポートフォリオおよびショーケースポートフォリオとは．家庭医療，15（2）：32-45，2010

Profile

菅野哲也（Tetsuya Kanno）
荒川生協診療所（東京都荒川区）
2010年2月から診療所の所長として勤務して早3年．Evernote®のノート数も4,000を超えました．家庭医としてますます精進していきたいと思います．

＜協力＞
春田淳志（Junji Haruta）
東京大学大学院医学系研究科 医学教育国際研究センター（元 王子生協病院 医学教育フェロー）

密山要用（Toshichika Mitsuyama）
王子生協病院 家庭医療後期研修医（元 同 初期研修医）

索引 *Index*

SEA (significant event analysis) ... 178
SnNout ... 20
SOAP形式 ... 105
SpPin ... 20
UpToDate® ... 168

数字・欧文

7 series ... 55
A-aDO$_2$ ... 89
Barré 徴候 ... 57
BPS モデル ... 143
Clinical Pearls ... 117
decision making ... 176
DPC 方式 ... 156
DynaMed ... 168
e-ポートフォリオ ... 173
HCO$_3^-$ ... 88
InfoPOEMs ... 168
Koplik 斑 ... 31
LET'S HEAR ... 12
LR (likelihood ratio) ... 159
Medscape ... 168
Mingazzini 徴候 ... 57
Negative findings ... 106
Odds Ratio ... 159
onset ... 19
OPQRST ... 14
OR ... 159
PaCO$_2$ ... 88
PECO ... 142
pertinent negative ... 114
pertinent positive ... 114
POS (problem oriented system) ... 71, 105
Positive findings ... 106
reflection in action ... 177
reflection on action ... 177
rigidity ... 56

和文

あ
アセスメント ... 116
アニオンギャップ ... 88

い
意見書 ... 123, 146
意思決定 ... 176
医師の自己診察 ... 155
医療保険制度 ... 152
医療面接 ... 10, 17, 34
陰性尤度比 ... 164
咽頭炎 ... 29

お
オッズ ... 159

か
介護保険 ... 145
介護保険主治医意見書 ... 145
解釈モデル ... 12, 21
確率 ... 159
眼底検査 ... 45
感度 ... 162
鑑別診断 ... 18, 23, 60

き
偽陰性率 ... 163

偽陽性率 ... 163
筋固縮 ... 56
筋伸展反射 ... 49

く
くすりの処方 ... 133

け
血液ガス分析 ... 85
検眼鏡 ... 45
検査依頼 ... 82
検査値の見かた ... 83
検査の種類 ... 79
検体検査 ... 79

こ
呼吸性アシドーシス ... 96
呼吸性アルカローシス ... 96
鼓膜所見 ... 68
コミュニケーション ... 18

さ
サマリー ... 139
酸塩基平衡 ... 87, 95

し
指圧法 ... 62
耳鏡 ... 34, 66
システムレビュー ... 21
死体検案書 ... 132
死亡診断書 ... 128
主治医意見書 ... 145
小児科外来 ... 66
症例後の感情 ... 177
症例中の感情 ... 177

Index

触診 36
処方ミス 133
真陰性率 163
神経学的所見 54
身体所見 23
身体診察 23, 28, 36, 54
深部腱反射 45, 49
真陽性率 162, 163
診療放射線技師 79
診療報酬 152
診療報酬制度 155
診療録 104, 111

す〜そ

スクリーニング検査 81
生理検査 79
総合考察 143

た

第5手指徴候 58
退院サマリー 139, 157
代謝性アシドーシス 95
代謝性アルカローシス 95
代償機構 86
代償機構の評価 95

ち

地域保健・医療 80
中耳炎 66
聴診器 33

つ・て

つぎ足歩行 59
伝染性単核球症 30
電子診療録 109

と

特異度 162
閉じた質問 11

に

入院証明書 119
認定内科医病歴要約 142
認定病理専門医 80

は

バイタルサイン 26
ハイリスク薬 135
白苔 30
反射 58

ひ

一言プレゼン 140
病理検査 79
開かれた質問 11

ふ

振り返り 177
プロブレムリスト 71
文献検索 166

へ

扁桃炎 29
ペンライト 33

ほ

ポートフォリオ 173

む〜も

無診察治療 155
眼の診察 60
問題志向システム 105

ゆ

尤度比 159

よ

陽性尤度比 164

り

臨床検査技師 79
臨床検査専門医 80

れ

レセプトチェック 156

◆ シリーズ他巻 掲載項目一覧 ◆

さまざまな患者への対応のコツをアドバイス！
患者さんとのコミュニケーション，症例プレゼンテーション
などにも自信がつきます！

レジデントノート別冊　ズバリ！日常診療の基本講座
②こんな時どうする？
患者の診かたが本当にわかる
症候への対応や接遇スキルのあれこれ

編集／奈良信雄（東京医科歯科大学医歯学教育システム研究センター長）

- 定価（本体 3,200円＋税）
- B5版
- 223頁
- ISBN978-4-7581-1601-5

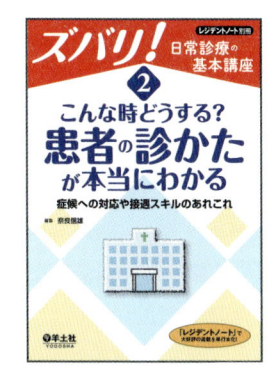

こんな患者さんに出会ったら？ 対応あれこれ

- その1　救急外来で精神疾患・症状をもつ患者さんに出会ったら
- その2　海外旅行帰りの発熱・下痢に出会ったら ～旅行外来はじめの一歩
- その3　熱中症 ～熱波の夏，緊張（キンチョー）の夏
- その4　これだけは知っておきたい 当直での産科，婦人科疾患への対応
- その5　妊娠中の女性がcommon diseaseで受診してきたら
- その6　授乳中の女性への処方のしかた
- その7　情熱の小児科講座！ 小児を診るときのコツ
- その8　高齢者を診るときに気をつけたいこと：総論7カ条
- その9　さあ困った！ 摂食障害患者への輸液・栄養管理をどうする？

ベッドサイドの対応あれこれ

- その10　褥瘡ができてしまったときのみかた，考え方 ～研修医が知っておきたい褥瘡の基本
- その11　浮腫を的確に診よう！
- その12　リハビリテーション科医に学ぶベッドサイドのコツと，医師が知っておくべきリハビリテーションのいろは
- その13　病棟でよく出会う 研修医が知っておきたい皮膚トラブル ～入院中によくみられる皮膚疾患の診察のすすめ方

輸血・栄養・薬のあれこれ

- その14　輸血療法 ～基本の考え方を身につけよう
- その15　栄養管理の基本を押さえよう ～より効果的な治療のために
- その16　知っておきたい 漢方の基本

コミュニケーション術のあれこれ

- その17　うまいコンサルテーションのコツ ～上級医や他科医に気持ちよく受けてもらうために
- その18　病院内でのコミュニケーション ～メディカルスタッフと良好な関係を築くために
- その19　患者さんに見せて伝えるコツ ～ともに治療に取り組むために
- その20　わかりやすく伝えるインフォームド・コンセント ～トラブル事例から学ぶコツ
- その21　difficult patientへの対応
- その22　もっと上手くなれる プレゼンテーションのしかた ～プレゼン基本編
- その23　日々の学びを共有できるプレゼンテーション必勝スキル ～プレゼン実践編

感染対策・臨床倫理のあれこれ

- その24　感染対策の基本を知ろう！
- その25　標準予防策を極めよう！
- その26　職業感染から自分の身を守ろう！ ～健康に研修を続けるための必修事項
- その27　臨床倫理的なことを考えてみよう

◆ シリーズ他巻 掲載項目一覧 ◆

誰も教えてくれなかった基本手技のワザとコツを，ベテラン医師が伝授します！

レジデントノート別冊　ズバリ！日常診療の基本講座

③救急や病棟で必ず役立つ基本手技

編集／奈良信雄（東京医科歯科大学医歯学教育システム研究センター長）

- 定価（本体 3,200円＋税）　■ B5版　■ 222頁
- ISBN978-4-7581-1602-2

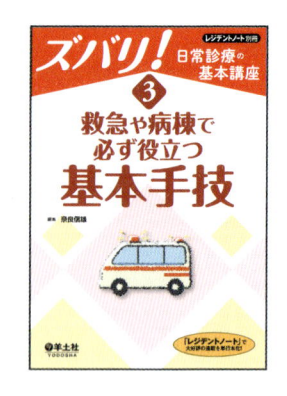

緊急時対応のあれこれ

- その1　救急カートを使いこなそう
  〜緊急時におけるA・B・C・Dへの対応のコツ

注射・採血・穿刺のあれこれ

- その2　一目でわかる！ 採血のしかた・注射のしかたの基本と注意点
- その3　一目でわかる！ 輸液治療の第一歩
  〜輸液回路の組み立て方から，末梢静脈確保まで
- その4　血管確保のコツ
  〜立体的な視点を身につけよう！
- その5　安近短のECOな中心静脈穿刺①
  〜エコーガイド下内頸静脈穿刺のコツ
- その6　安近短のECOな中心静脈穿刺②
  〜エコーガイド装置がないときのコツ
- その7　腹腔穿刺　〜自信をもって安全に行うために
- その8　胸水穿刺　〜安全・確実に行おう
- その9　腰椎穿刺　〜必ずできるコツとポイント

侵襲的な手技あれこれ

- その10　気道確保と気管挿管のしかた
  〜いざというときにあわてないために
- その11　気道確保・気管挿管がうまくいかないときの対処　〜トラブルシューティングと声門上エアウェイの使い方
- その12　導尿の基本とコツ
  〜うまくいかない理由に合った対処をしよう
- その13　胸腔ドレーンの管理のポイントとトラブルシューティング
- その14　胃管挿入と胃洗浄のしかた
  〜確かな技術とおもいやりの心で行おう
- その15　はじめての上部消化管内視鏡検査
  〜安全な挿入と思い通りの操作の基本

エコーのあれこれ

- その16　心エコー 上達への道　〜救急でも使えるように普段から腕を磨いておこう
- その17　腹部エコーのちょっとしたコツ
  〜まずは確実な臓器の同定から
- その18　腹部エコーの失敗例に学ぶ
  〜見えないよ〜怖いよ〜を克服しよう

外傷への対応あれこれ

- その19　ちょっとしたキズの処置 手とり足とり
- その20　もう1度見直したい
  局所麻酔法のコツとピットフォール
- その21　骨折診断のコツ
- その22　見逃しやすい骨折の転機と鑑別のポイント
- その23　救急外来で役立つ！
  シーネ固定をマスターしよう

編者プロフィール

奈良信雄（なら　のぶお）東京医科歯科大学 医歯学教育システム研究センター長／
（兼）大学院医歯学総合研究科 臨床検査医学分野 教授

専門：医学教育学，血液内科学，臨床検査医学．明日の医学・医療を担う人材を育成することに専念している．
平成19年以来，国際レベルを上回る医学教育が日本で実際され，効果を上げるよう，世界20カ国以上の医学部を視察調査し，医学教育の比較研究を行っている．日本の医学教育は世界に冠たるものではあるが，臨床技能教育などの実践力教育がアメリカ，カナダ，オーストラリアなどに比べて劣っているのは事実で，その改革と，医師国家試験の在り方，臨床研修の在り方について研究している．

レジデントノート別冊　ズバリ！日常診療の基本講座

1　本当に知りたかった日常診療のコツ
医療面接・診察・検査のあれこれを教えます

2014年4月1日　第1刷発行

編　集	奈良信雄
発行人	一戸裕子
発行所	株式会社 羊 土 社
	〒101-0052
	東京都千代田区神田小川町2-5-1
	TEL　03（5282）1211
	FAX　03（5282）1212
	E-mail　eigyo@yodosha.co.jp
	URL　http://www.yodosha.co.jp/
装　幀	関原直子
印刷所	株式会社　平河工業社

© YODOSHA CO., LTD. 2014
Printed in Japan

ISBN978-4-7581-1600-8

本書に掲載する著作物の複製権，上映権，譲渡権，公衆送信権（送信可能化権を含む）は（株）羊土社が保有します．
本書を無断で複製する行為（コピー，スキャン，デジタルデータ化など）は，著作権法上での限られた例外（「私的使用のための複製」など）を除き禁じられています．研究活動，診療を含み業務上使用する目的で上記の行為を行うことは大学，病院，企業などにおける内部的な利用であっても，私的使用には該当せず，違法です．また私的使用のためであっても，代行業者等の第三者に依頼して上記の行為を行うことは違法となります．

JCOPY＜（社）出版者著作権管理機構 委託出版物＞
本書の無断複写は著作権法上での例外を除き禁じられています．複写される場合は，そのつど事前に，（社）出版者著作権管理機構（TEL 03-3513-6969，FAX 03-3513-6979，e-mail：info@jcopy.or.jp）の許諾を得てください．

プライマリケアと救急を中心とした総合誌

レジデントノート

年間定期購読料（送料サービス）
- 月刊のみ　12冊
  定価（本体 24,000円＋税）
- 月刊＋増刊
  増刊を含む定期購読は羊土社営業部までお問い合わせいただくか、ホームページをご覧ください。
  URL : http://www.yodosha.co.jp/rnote/

日常診療を徹底サポート！

医療現場での実践に役立つ研修医のための必読誌！

特徴

1. 医師となって**最初に必要となる"基本"**や**"困ること"**をとりあげ、ていねいに解説！
2. **画像診断、手技、薬の使い方**など、すぐに使える内容！日常の疑問を解決できる
3. 先輩の経験や進路選択に役立つ情報も読める！

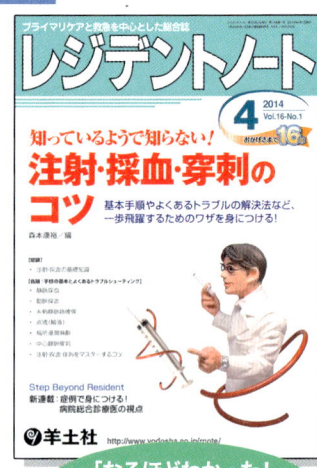

「なるほどわかった！日常診療のズバリ基本講座」も好評連載中！

レジデントノート増刊 Vol.15 No.17

見逃さない！救急CTの読み方

急性腹症や頭部疾患などで誰もが悩む症例から学ぶ

早川克己／編

救急CTにおいて、見逃しやすい・緊急性の高い疾患を集め、見逃さないコツや覚えるべき所見など実践的な読影術を解説！肝周囲炎、小腸閉塞症、脳梗塞など、さまざまな症例から、ケーススタディ形式で学べる。見逃せない1冊！

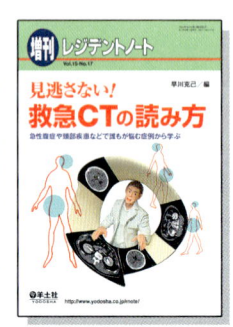

- 定価（本体 4,500円＋税）
- B5判　218頁　ISBN 978-4-7581-0562-0

レジデントノート増刊 Vol.15 No.14

意外と知らない!?日常治療薬の基本と新常識

仲里信彦／編

必ず知っておくべき薬の使い方の基本と最新情報を、適応から処方例まで解説！喘息、糖尿病、肝炎、パーキンソン病など、よく出会う疾患の治療のほか、新薬を扱う際の心構え、MRとのつきあい方も学べます！

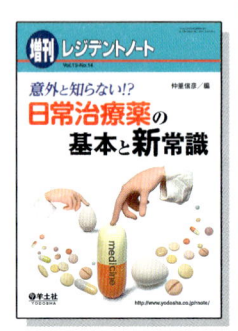

- 定価（本体 4,500円＋税）
- B5判　205頁　ISBN 978-4-7581-0559-0

発行　羊土社 YODOSHA

〒101-0052 東京都千代田区神田小川町2-5-1　TEL 03(5282)1211　FAX 03(5282)1212
E-mail : eigyo@yodosha.co.jp
URL : http://www.yodosha.co.jp/

ご注文は最寄りの書店、または小社営業部まで